DES

ICTÈRES D'ORIGINE INFECTIEUSE

CHEZ LE NOUVEAU-NÉ

PAR

Le Docteur G. GOISLARD

DE LA FACULTÉ DE MÉDECINE DE PARIS

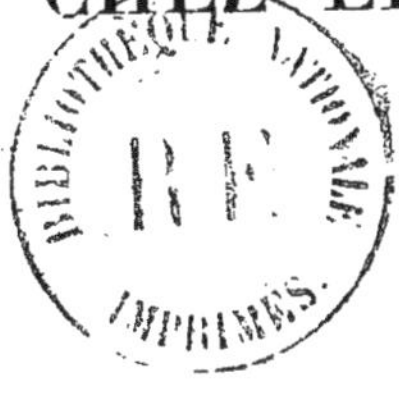

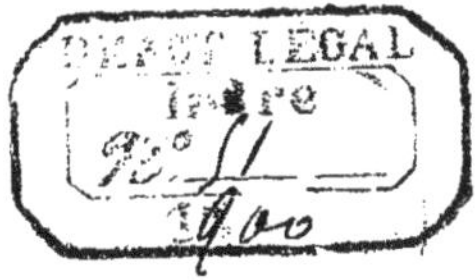

PARIS

A. MALOINE, ÉDITEUR

23-25, RUE DE L'ÉCOLE DE MÉDECINE, 23-25

1900

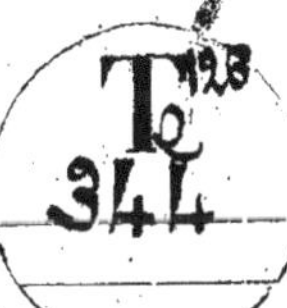

DES

ICTÈRES D'ORIGINE INFECTIEUSE

CHEZ LE NOUVEAU-NÉ

PAR

Le Docteur G. GOISLARD

DE LA FACULTÉ DE MÉDECINE DE PARIS

PARIS

A. MALOINE, ÉDITEUR

23-25, RUE DE L'ÉCOLE DE MÉDECINE, 23-25

1900

A LA MÉMOIRE DE MON PÈRE

A LA MÉMOIRE DE MA SŒUR

A MA MÈRE

*Humble témoignage de ma pro
fonde reconnaissance.*

A MON FRÈRE

A LA MÉMOIRE DE MON PÈRE

A LA MÉMOIRE DE MA SŒUR

A MA MÈRE

*Humble témoignage de ma pro
fonde reconnaissance.*

A MON FRÈRE

INTRODUCTION

L'ictère se rencontre fréquemment chez le nouveau-né ;
il peut avoir pour origine des causes bien différentes,
et posséder, suivant la cause qui l'a produit, une histoire pathologique toute spéciale.

Le but de notre thèse n'est point de reprendre l'étude
des différentes variétés d'ictère du nouveau-né dont
plusieurs sont bien différenciées, mais de nous attacher
tout particulièrement à la classe des « ictères d'origine
infectieuse ».

Suivant l'exemple de MM. Lesage et Demelin nous
comprendrons dans cette catégorie la maladie bronzée
hématurique (Pollak, Charrin, Bar, etc.) que nous consi-
dérerons avec eux comme une variété grave d'ictère d'origine infectieuse. Ces auteurs reprenant l'opinion de
Pollak sont en effet les premiers qui aient donné une
étude assez complète de l'ictère d'origine gastro-intestinale chez le nouveau-né. Ils ont montré les rapports
cliniques, anatomiques et pathogéniques que cette

affection présente avec la « maladie bronzée hématurique »

Désirant de plus, exposer aussi complètement que possible l'état actuel de la question, nous reprendrons en
même temps l'étude des ictères ayant pour origine les
infections ombilicales.

La plaie ombilicale et le tube digestif sont en effet les
deux grandes portes ouvertes aux germes pathogènes
chez le nouveau-né. Ces deux modes d'infection peuvent
aboutir aux mêmes résultats, revêtir des formes identiques parmi lesquelles l'ictère avec tous ses degrés de
gravité, depuis les cas bénins jusqu'à la maladie bronzée
et même des cas plus graves. Aussi cliniquement est-il
quelquefois difficile d'affirmer l'une ou l'autre origine
surtout lorsque l'ombilic est indemne de toute lésion
visible à l'œil nu. Il faut alors avoir recours aux examens
bactériologiques qui souvent permettront de trancher la
question.

Nous ne ferons que mentionner en passant et pour ne
plus y revenir dans la suite, les différents ictères du
nouveau-né reconnaissant une autre origine que l'infection.

L'ICTÈRE DIT IDIOPATHIQUE (ICTÈRE D'ORIGINE SANGUINE).

Connu depuis fort longtemps, son origine hémaphéique
a été mise en honneur par Gubler. Soutenue par Meckel et
Wirchow, cette idée trouve un appui sérieux dans les
travaux français : M. le professeur Budin 1876. Porak
1878-79. Depaul 1879.

Depuis, les recherches du professeur Hayem sur le sang (1889) sont venues à l'appui des idées émises par les auteurs Français.

Cependant plusieurs auteurs Allemands (Runge, Weber, Silberman, Quincke et plus récemment Schreiber 1895), soutiennent encore l'origine hépatogène de cet ictère.

L'étiologie et la pathogénie n'en sont donc pas complétement élucidées.

L'ictère par obstruction ou malformation des voies biliaires.

Lithiase biliaire. — Cet ictère est très rare et son existence ne repose que sur quelques observations.

Oblitération congénitale des voies biliaires. — Plus fréquent que le précédent. On en connaît un assez grand nombre de cas avec diagnostic vérifié à l'autopsie.

L'ictère dû a la syphilis hépatique.

Cet ictère est assez commun en raison de la fréquence de la syphilis hépatique chez le nouveau-né.

Nous laisserons donc de côté toutes ces affections sortant du cadre que nous nous sommes tracé.

Mais avant d'aborder l'étude de notre sujet nous sommes heureux de pouvoir exprimer ici toute notre reconnaissance à nos maîtres dans les hôpitaux.

Nous prions M. Lesage, qui nous a conseillé ce travail, d'accepter nos plus sincères remerciements.

Que M. le Pr Charrin veuille bien accepter l'hommage de notre respectueuse gratitude pour la bienveillance qu'il nous a toujours témoignée.

Nous tenons à exprimer tout particulièrement notre reconnaissance à M. Lacombe, médecin de l'hôpital Beaujon. Nous n'oublierons jamais ni le sympathique accueil que nous avons toujours rencontré dans son service à l'hôpital Bichat, ni son aimable et précieux enseignement.

Nous adressons aussi nos plus vifs remerciements :

A M. Péraire qui a dirigé nos premiers pas dans l'art chirurgical.

A M. Descroizilles, médecin de l'hôpital des Enfants malades, dont le bon enseignement clinique nous a été si profitable.

Que M. le Pr Blanchard nous permette de lui exprimer notre profonde reconnaissance pour l'honneur qu'il nous a fait en acceptant la présidence de notre thèse.

HISTORIQUE

L'Ictère chez le nouveau-né a été observé depuis fort longtemps mais la connaissance des différentes causes qui peuvent l'engendrer est relativement récente. Levret d'abord, Baumes plus tard en 1785, séparent des autres variétés l'ictère simple (ictère sanguin) fréquent chez l'enfant qui vient de naître.

L'étude des ictères d'origine infectieuse ne commence que plus tard. Celui qui a été observé le premier est incontestablement l'ictère d'origine ombilicale, dont l'histoire est liée à celle des infections puerpérales. Ces dernières sont en effet connues depuis fort longtemps. Signalées par Hippocrate, constatées par A. Paré, par Mauriceau et ses successeurs qui en méconnurent la cause première, elles ne furent réellement bien étudiées qu'avec la période bactériologique.

Cependant, certains auteurs avaient déjà entrevu et signalé la coïncidence fréquente de ces infections avec la fièvre puerpérale de la mère. La contagiosité n'a été établie que vers le milieu du siècle (Semmelweiss 1849, Tarnier 1857).

Lorrain en 1855, dans sa thèse sur la fièvre puerpérale chez la femme, le fœtus et le nouveau-né, écrit que les enfants et les mères peuvent être frappés par la même épidémie, qu'il y a identité entre les affections des premières et des seconds. De plus, il rapporte plusieurs cas accompagnés d'ictère chez le nouveau-né.

Quinquaud (1872) détermine d'une façon plus précise la parenté des infections puerpérale et ombilicale.

La question s'élucide complètement avec les travaux de Pasteur, Doléris, Widal qui montrent avec netteté le rôle du streptocoque dans la fièvre puerpérale.

Les recherches de ces dernières années ont démontré que l'infection par la voie ombilicale et la production de l'ictère pouvaient être causés par des microbes autres que le streptocoque.

Bar et Rénon en 1895 publient une observation d'ictère d'origine infectieuse dû au proteus vulgaris de Hauser.

Milon en 1897 rapporte dans sa thèse un cas d'ictère dû au coli-bacille, observé dans le service de M. Bar à la maternité de l'hôpital Saint-Louis.

Dans ces deux cas l'infection s'est faite par la plaie ombilicale.

L'étude des ictères infectieux du nouveau-né, paraissant avoir une origine autre que l'infection ombilicale est de date beaucoup plus récente.

Pollak en 1871 est le premier auteur qui signale et étudie chez le nouveau-né un ictère avec hématurie ayant pour origine le catarrhe intestinal. Il s'étonne que cette maladie, relativement assez fréquente, n'ait pas encore été étudiée. Cet auteur cite douze faits personnels et d'après lui, les diarrhées chez les nouveau-nés détermi-nent deux phénomènes principaux :

1° Une pigmentation vert-jaune ou vert-olive de la peau.

2° De l'hématurie

Il va même plus loin et dit que la teinte de la peau peut permettre de diagnostiquer l'hémorrhagie rénale avant l'apparition du sang dans l'urine.

Pour Pollak, on voit donc que le point de départ de la maladie est la diarrhée. Après lui plusieurs auteurs, en France, en Angleterre, en Allemagne, observent et décrivent des cas d'ictère semblables à ceux qu'il a rap-portés.

En 1873, Laroyenne et son élève le Dr S. Charrin ont l'occasion d'observer à la maternité de Lyon plusieurs épidémies et quelques cas sporadiques de la maladie décrite par Pollak. Charrin en a donné une étude très détaillée dans sa thèse inaugurale.

Au moment où les épidémies ont éclaté, l'état hygié-nique de la maternité était excellent. Les enfants étaient à peu près tous nourris au sein. Les mères se portaient très bien.

Les signes cliniques observés étaient ceux donnés par Pollak :

Ictère foncé qui au début était un mélange de vert et de jaune marron,

Hématurie.

L'auteur ne rapporte pas ces troubles à la diarrhée, il ne signale non plus aucune infection ombilicale.

Les enfants avaient des selles fortement colorées par la bile, analogues dans quelques cas au méconium et le plus souvent entièrement liquides.

La température n'était jamais bien élevée et il y avait un abaissement final (35°) constaté également par Parrot.

Charrin penche vers l'infection, mais malgré les plus minutieuses recherches, il n'a pu trouver la porte d'entrée.

Laroyenne et Charrin donnent à cette affection le nom de « maladie bronzée hématique ».

A peu près en même temps, Parrot à Paris observe des cas semblables aux précédents. Mais à l'examen histologique du rein, il trouve des globules rouges dans les tubuli d'où le nom de « tubulhématie rénale » qu'il donne à la maladie. Ces globules rouges affectaient une disposition spéciale. Comme signes cliniques, cet auteur donne comme les précédents :

Coloration jaune de la peau, qui devenait bientôt bronzée, hématurie et en outre des troubles encéphalopathiques.

En 1875 Bigelow décrit une épidémie d'ictère chez des nouveau-nés bien développés et bien portants. Les enfants présentaient une coloration noirâtre de la peau analogue à celle causée par le nitrate d'argent, urines sanguinolentes, selles vert-sombre, fétides. La durée moyenne de la maladie a été de cinq jours, huit enfants sur dix sont morts. L'auteur croit à l'infection ombilicale, il existait en effet de la thrombose et de la phlébite de la veine.

En 1879, Winckel en Allemagne publie une épidémie d'ictère observée à la maternité de Dresde avec les signes cliniques suivants : ictère, cyanose, hémoglobinurie, somnolence, collapsus rapide, apyrexie complète. Il n'y avait pas trace de lésion des vaisseaux ombilicaux.

La marche du mal fut rapide, presque foudroyante et la mort survint en 32 heures en moyenne. Dix-neuf enfants sur vingt trois succombèrent. L'auteur signale avoir trouvé à l'autopsie des lésions constantes et caractéristiques du tube digestif. Il donna à la maladie le nom de « cyanose ictérique apyrétique avec hémoglobinurie». Comme le fait remarquer Bar, de l'étude même des faits que relate Winckel, l'urine contenait des globules rouges, il y avait donc eu hématurie.

En 1889 Bar et Grand'homme observent un cas sporadique d'ictère bronzé. La mère était dans un excellent état de santé quand elle est accouchée, sans antécédents suspects, elle est restée bien portante. L'enfant était venu au monde bien portant. L'ictère est survenu le deuxième jour de la naissance après avoir été précédé de quelques prodromes: agitation, convulsions des membres et des yeux, refus de prendre le sein qu'il avait accepté jusqu'alors, vomissements.

La face avait un ton de « vieux cuivre jaune, fond de chaudron de certains tableaux hollandais »(Bar). Le reste du corps était bronzé avec des reflets olive et se fonçait encore aux extrémités. Ces dernières régions beaucoup plus sombres paraissaient plus cyanosées.

L'urine contenait des globules rouges.

La plaie ombilicale paraissait indemne de toute infection.

Ces auteurs ont donné à cette maladie le nom de « maladie bronzée hématurique » indiquant ainsi les symptômes principaux de l'affection.

Ils ont en outre décrit quelques cas plus graves, dans lesquels outre l'hématurie et la lésion rénale on observe des ecchymoses sur la muqueuse de l'intestin comme dans l'ictère grave de l'adulte et de plus une dissolution infectieuse du sang qui colore en brun les liquides péricardique et céphalo-rachidien.

En 1893, Wolczywski rapporte deux endémies de la maladie décrite par Pollak survenues pendant deux années consécutives et sans que les conditions d'hygiène de l'établissement où elles eurent lieu aient paru modifiées. Cet auteur après de sérieuses recherches décela le coli-bacille pur comme agent infectieux. De plus il trouva que ce microbe était apporté par l'eau dont on faisait usage dans l'établissement. Cette eau provenait de puits alimentés par filtration, chargée de matières organiques elle donnait lieu dans la ville voisine à de fréquentes endémies. Wolczywski en fit cesser l'usage pour employer

de l'eau de source pure ou additionnée d'acide borique.
La disparition de la maladie coïncida avec cette mesure,

Cet auteur n'a constaté aucune infection ombilicale, à l'autopsie il rapporte n'avoir absolument rien trouvé d'anormal aux vaisseaux ombilicaux.

En 1893, Lesage et Demelin dans un mémoire sur l'Ictère du nouveau-né (mémoire couronné par l'Académie de Médecine) rapportent une étude très complète de deux épidémies d'Ictère d'origine infectieuse, observées à la clinique Tarnier en 1886. Ces auteurs après de sérieuses recherches cliniques, anatomiques, et bactériologiques arrivent à conclure à l'infection gastro-intestinale par le coli-bacille.

Frappés de la similitude des caractères présentés par les cas qu'ils venaient d'oberver avec ceux de la maladie décrite jusque là, sous différents noms « maladie bronzée hématique, (Charrin) » Tubulhématie (Parrot) », Lesage et Demelin reprennent l'étude parallèle des deux affections et arrivent à démontrer leur identité.

La maladie bronzée hématurique est comme l'Ictère infectieux une maladie des maternités qui est spéciale aux premiers jours de la vie et qui se présente sous la forme d'épidémies. Tous les auteurs sont unanimes sur le point d'épimicité. Ces épidémies sont rares et ne se voient qu'à de longs intervalles. On peut rencontrer également quelques cas sporadiques. L'Ictère infectieux épidémique se conduit absolument de la même façon.

Le symptôme Ictère est commun aux deux maladies et nettement biliaire dans les deux cas.

Les accès de cyanose se retrouvent dans les deux affections. La teinte plus ou moins foncée plus ou moins bronzée, suivant la gravité de l'infection est due à la stase veineuse et aux accès de cyanose s'ajoutant à la couleur jaune des téguments, peut-être aussi à la coexistence possible d'un ictère sanguin.

L'hématurie est un des symptômes importants de la maladie bronzée ; liseré rougeâtre sur le lange, sang contenu en nature dans l'urine. A l'autopsie on constate la présence du sang dans les tubes du rein et dans la vessie. Dans l'Ictère d'origine intestinale étudié par Lesage et Demelin, cette hématurie n'existait pas cliniquement. Cependant l'examen histologique du rein montra la lésion de la tubulhématie mais insuffisante pour donner naissance à l'hématurie. Cette constatation permit donc d'établir un terme de passage entre l'Ictère sans hématurie et l'Ictère avec hématurie (Maladie Bronzée) et de conclure à la possibilité de l'origine intestinale de ce dernier dans certains cas.

Les symptômes généraux sont les mêmes à l'intensité près : agitation ou somnolence, fièvre légère, amaigrissement, collapsus.

L'Identité des deux maladies au point de vue anatomique est aussi frappante qu'au point de vue clinique : imbibition de tous les organes par le pigment biliaire, état anémique ou congestif du foie, tubulhématie à des degrès différents.

Maintenant nous appuyant sur ce que nous ont appris tous les auteurs précédents, sur les recherches de ces dernières années et sur .ce que nous avons pu observer, nous allons exposer aussi nettement que possible l'histoire pathologique des Ictères d'origine infectieuse chez le nouveau-né.

2 G

ÉTIOLOGIE.

L'Ictère d'origine infectieuse chez le nouveau-né se voit assez rarement actuellement ; ce n'est qu'à de longs intervalles, quelquefois plusieurs années, qu'on rencontre les épidémies. Quant aux cas sporadiques on en observe de temps en temps quelques-uns disséminés.

Avant l'emploi des méthodes antiseptiques, l'ictère qui accompagne souvent les infections ombilicales était beaucoup plus fréquent.

Quelle que soit la porte d'entrée de l'agent pathogène, les nouveau-nés sont atteints dès les premiers jours de la vie, du premier au douzième généralement, quelquefois un peu plus tard (Charrin, 23e jour).

La saison ne semble avoir aucune influence : les épidémies observées sont disséminées à toutes les époques de l'année.

Le sexe ne paraît jouer aucun rôle : les garçons et les filles sont également atteints.

L'infection frappe des enfants venus au monde dans

des conditions normales, et presque tous bien constitués et bien portants.

Dans les cas de Charrin, de Lesage et Demelin, les enfants étaient presque tous nourris par la mère suivant toutes les règles de l'hygiène.

L'ictère d'origine infectieuse chez le nouveau-né peut se rencontrer à l'état épidémique ou sporadique. Les épidémies d'infection ombilicale et l'ictère qui en est souvent la conséquence étaient très fréquents autrefois dans les Maternités où elles faisaient de véritables ravages. Les cas sporadiques étaient également loin d'être rares. Tous ces faits avaient été observés depuis fort longtemps, mais ce n'est guère que vers le milieu du XIXme siècle que les auteurs commencèrent à élucider la question de l'infection ombilicale et de ses conséquences. Lorrain en 1855 rapporte plusieurs cas d'infection puerpérale accompagnés d'ictère.

L'ictère d'origine infectieuse ayant un point de départ autre que l'ombilic s'observe également à l'état épidémique et à l'état sporadique. Les épidémies rapportées par tous les auteurs qui l'ont étudié sont là pour le prouver. Ce sont des épidémies de salles d'hôpital, elles restent circonscrites, et, parmi plusieurs salles voisines, une seule est prise (Lesage et Demelin)

Charrin rapporte deux épidémies : dans la première, il y a eu dix enfants atteints en dix jours ; dans la seconde, quatre enfants en un mois.

Winckel et Wolczywski observent également des épidémies.

Tous ces auteurs rejettent l'infection par la voie ombilicale.

L'épidémie rapportée par Bigelow et dans laquelle huit enfants sur dix ont succombé, paraît étre à point de départ ombilical.

Les deux épidémies étudiées par Lesage et Demelin en 1893 ne sont pas dues à l'infection ombilicale :

Dans la première, qui se produisit en avril 1886, 7 enfants furent atteints, 3 succombèrent, 5 avaient été frappés presque en même temps. Pendant toute la durée de cette épidémie l'état sanitaire de la clinique fut excellent. Les mères des petits malades furent indemnes de toute septicémie puerpérale et les ombilics des enfants restèrent absolument sains.

La seconde épidémie eut lieu six mois après, en août 1886. Elle fut étudiée très sérieusement, et Lesage et Demelin, après avoir éliminé la porte d'entrée ombilicale, sont arrivés à conclure à l'infection par la voie gastro-intestinale.

La sporadicité est prouvée également par les observations isolées publiées de temps à autre par différents auteurs.

Les études bactériologiques de ces dernières années nous ont appris que l'ictère d'origine infectieuse chez le nouveau-né pouvait être causé par des microbes autres que le streptocoque : par le coli-bacille de Escherich, le proteus vulgaris de Hauser etc... Ces différents germes peuvent provenir de sources différentes et être apportés par divers moyens. La coïncidence des infections de la mère et des infections de l'enfant est bien connue. Les pansements de l'ombilic, faits d'une façon négligée sans l'observation des règles de l'asepsie ou de l'antisepsie peuvent être la cause de complications infectieuses. Les germes peuvent être apportés du dehors par des personnes fréquentant des malades atteints d'infections quelconques (érysipèle, panaris, etc...)

Le coli-bacille peut provenir des matières de l'enfant lui-même ou d'autres enfants habitant la même salle.

L'eau peut être le véhicule de l'agent pathogène et les observations de Wolczywski nous en fournissent un bel exemple. Cet auteur fit en effet des recherches pour savoir où était la cause de l'infection. Les conditions d'hygiène étaient excellentes, les mères étaient en parfaite santé sans trace d'infection, les ombilics des enfants étaient indemnes.

Wolczywski apprit que l'eau dont on faisait usage dans l'établissement provenait de puits alimentés par filtration : chargée de matières organiques elle donnait lieu dans la ville voisine à de fréquentes endémies. Cette eau, examinée pendant les endémies d'ictère des enfants, décela la présence du coli-bacille. C'était donc par elle que ce microbe avait envahi le corps des nouveau-nés, soit par les bains, soit par les lavages de la bouche. La prémière cause d'infection paraissant improbable, on cessa tout lavage avec cette eau impure: on les fit alors à partir de ce moment avec de l'eau de source pure, stérilisée ou additionnée d'acide borique. La disparition de la maladie coïncida avec cette mesure : dès ce moment l'épidémie cessa complètement.

Il est une autre source infectieuse propre au nouveau-né et dont l'histoire n'est certainement pas à négliger : nous voulons parler du liquide amniotique. Ce liquide est stérile tant que les membranes sont intactes, mais dès que la rupture est produite il peut devenir un milieu de culture : on a remarqué, en effet, qu'il s'infectait avec la plus grande facilité.

Lorsque l'accouchement est normal, facile et rapide, ce fait n'a pas le temps de se produire. Mais supposons une rupture prématurée des membranes, un accouchement long, pénible, nécessitant une intervention : le liquide amniotique devenu septique peut très bien ensemencer les voies buccale, anale, nasale, par suite le tube digestif et les voies respiratoires.

Baron rapporte dans sa thèse deux observations d'ictère : l'une de Demelin et Létienne, l'autre de Dubrisay et Legry, dans lesquelles l'auteur croit à la possibilité de ce processus infectieux.

L'agent pathogène contenu dans le liquide amniotique est variable ; on a trouvé le coli-bacille, le streptocoque, le staphylocoque....

Contagion — La contagion pour l'ictère d'origine infectieuse à point de départ ombilical est toute démontrée, tout au moins lorsqu'il s'agit du streptocoque. Pour les ictères d'origine infectieuse reconnaissant une autre porte d'entrée, la question n'est pas élucidée jusqu'à présent. Charrin a même observé un fait qui serait en faveur de la non-contagiosité : Deux jumeaux nouveau-nés sont allaités par la même mère, l'un est pris au bout de quelques jours des symptômes de l'ictère infectieux grave et meurt le quatrième jour, l'autre continue à se bien porter sans aucune manifestation infectieuse. Ce fait est cependant loin d'être suffisant pour faire rejeter la contagion.

Dans ce chapitre nous avons donc vu toute une série de cas d'ictère d'origine infectieuse dont le point de départ n'est pas ombilical. Dans ces cas on peut discuter la porte d'entrée : le poumon, la bouche, le rectum et par suite le tube digestif peuvent être invoqués comme point de départ de l'infection.

PATHOGÉNIE.

L'étiologie nous a appris la nature et les espèces des germes infectieux (streptocoque, coli-baccille, proteus vulgaris) pouvant être souvent mis en cause dans la production de l'ictère chez les nouveau-nés. Elle nous a appris également dans beaucoup de cas quelle en était la source, et comment ces microbes arrivaient jusqu'à l'organisme. Il nous reste à voir comment ils peuvent agir.

Dans l'ictère d'origine infectieuse à porte d'entrée ombilicale toutes les espèces citées plus haut ont été incriminées : le streptocoque depuis bien longtemps, le proteus tout récemment. Ce dernier a été bien étudié par Jæger, médecin principal de l'armée allemande, qui a démontré par une série de travaux que le proteus vulgaris est capable de provoquer l'ictère. Cet auteur, dans un mémoire fort complet et fort documenté, rapporte dix cas d'ictère (adultes), les uns graves, les autres bénins, attribuables au proteus.

En Italie, le professeur Banti, de l'Université de Florence, arrive à des conclusions analogues.

Jæger, dans un travail plus récent, (1895) apprécie la raison même de l'ictère : le proteus est remarquable par la production d'une toxine énergique, et ce serait précisément cette toxine qui devrait être incriminée.

C'est d'ailleurs à peu près aux mêmes conclusions qu'arrivent Kolli et aussi Lannelongue et Achard :

« Contrairement, disent ces derniers auteurs, à ce qui
« arrive avec la plupart des microbes pathogènes habi-
« tant normalement l'organisme, ces bacilles, intro-
« duits dans le sang, ne déterminent que des lésions
« diffuses, imputables à l'action des produits toxiques
« et point de lésions localisées, sous forme de foyers
« métastatiques, imputables à l'intervention des microbes
« eux-mêmes. »

L'observation de Bar et Rénon ne relate pas l'examen du sang pendant la vie. Après la mort, ces auteurs ont trouvé le proteus dans tous les organes.

Les théories précédentes, admises pour le proteus, peuvent également s'étendre au coli-bacille, comme du reste à beaucoup de germes pathogènes. La bactériologie nous a appris en effet que, dans certaines circonstances, le bacterium coli pouvait fabriquer des toxines plus ou moins actives suivant les conditions, et tuer à assez faibles doses des organismes sains. On sait aussi que ce microbe peut agir directement par sa présence dans les tissus (septicémie).

Dans l'observation à coli-bacille relatée par Milon l'examen du sang n'a pas été fait pendant la vie. Après là mort, les cultures ont donné du coli-bacille pur. Les prises ont été faites dans différents viscères.

A l'autopsie on a constaté un caillot sanguin dans la veine ombilicale dont les dimensions étaient normales.

Dans l'observation de Labbé, l'examen du sang, fait dix heures avant la mort, a donné des cultures pures de streptocoques. Après la mort, même résultat avec des prises faites dans différents organes. L'examen des coupes a montré que les microbes ont suivi, pour infecter le foie et l'organisme, la voie des lymphatiques; après avoir traversé les ganglions ils ont été versés par le canal thoracique dans la veine sous-clavière.

D'après ce qui précède il semble donc que l'ictère peut être causé par la présence directe des microbes dans l'organisme ou par la présence de leurs toxines seules.

L'ancienne théorie admettait que l'infection se faisait presque toujours par la voie sanguine, mais plusieurs auteurs sont arrivés à prouver que la voie lymphatique était au contraire généralement suivie.

Ce fait a été avancé par Runge, Roullard, Baginsky et Achalme.

Morel, Doleas et Achalme, dans toutes les infections ombilicales qu'ils ont étudiées, ont toujours trouvé les lymphatiques de l'ombilic gorgés de streptocoques. De là l'infection se propage au canal thoracique et à la circulation sanguine.

Runge soutient cette théorie et admet que les vaisseaux sanguins ne sont pris que secondairement,

Escherich pense même que l'inflammation peut débuter par les glandes sébacées et de là passer aux lymphatiques.

Après la plaie ombilicale, il est démontré que le tube digestif peut, lui aussi, être une des origines de l'ictère chez le nouveau-né et peut-être plus fréquemment qu'on ne le pensait jusqu'à présent. Du reste, pourquoi n'en serait-il pas pour lui comme pour l'enfant plus âgé ou l'adulte, chez lesquels on n'a point la plaie ombilicale pour expliquer tous les cas d'ictère infectieux, graves ou bénins, qui les atteignent?

L'agent pathogène mis en cause dans ce cas est souvent le coli-bacille d'Escherich. Nous savons, depuis les recherches de cet auteur, que ce microbe se trouve à l'état normal dans l'intestin et qu'il y est inoffensif à l'état de santé. Mais ce germe peut être introduit dans le tube digestif avec un certain degré de nocuité par les moyens que nous avons étudiés à l'étiologie (matières diarrhéiques, lait, eau, liquide amniotique, etc...). Il peut acquérir dans les voies digestives mêmes des qualités nocives dans certaines circonstances. Dans ces conditions, il pourra amener des troubles divers dans l'organisme — entre autres l'ictère — soit parce qu'il infecte lui-même le foie en pénétrant dans les voies biliaires, soit qu'il agisse sur cet organe et sur tout l'organisme par ses toxines.

En un mot on voit donc que la pathogénie des cas intestinaux n'est qu'un chapitre des infections digestives du nouveau-né et du nourrisson en général,

Nous avons vu que Pollak le premier a admis cette origine ; Lesage et Demelin ont tenté plus tard des recherches de ce côté et les résultats sont venus pleinement confirmer ces opinions. Quisling (de Christiania) appuie cette théorie. Nous rapportons un cas (obs. IV) dans lequel il nous a été impossible de conclure à une autre origine que la voie intestinale.

Si l'ombilic et l'intestin peuvent être regardés comme les deux portes d'entrée principales des germes dans l'ictère d'origine infectieuse, il n'en est pas moins vrai que dans quelques cas l'infection peut reconnaitre pour point de départ les voies respiratoires ou l'inoculation sanguine directe comme le suppose Wolczywski.

ANATOMIE PATHOLOGIQUE

Lorsque l'ictère d'origine infectieuse est à point de départ ombilical, on peut constater en ce point des lésions locales qu'on ne trouve pas dans les autres cas. Ces lésions peuvent se présenter sous différents aspects : ulcération du fond de l'ombilic, bourgeonnement, lymphangite du bourrelet cutané, omphalite ou phlegmon de l'ombilic, érysipèle, suppuration. Quelquefois cependant l'infection peut se faire par l'ombilic sans manifestation extérieure.

L'étude anatomique permet en effet de retrouver dans certains cas des lésions des vaisseaux ombilicaux, phlébite, artérite, lymphangite, qui dévoilent la porte d'entrée ombilicale alors que cliniquement on n'avait rien pu constater.

Nous avons vu à la pathogénie que l'infection se faisait dans ce cas presque toujours par la voie des lymphatiques, fait démontré par plusieurs auteurs.

A part ces manifestations locales dans le cas d'infection

ombilicale, on trouve dans tous les autres organes des lésions constantes, à des degrés divers, quelle que soit la porte d'entrée du germe pathogène.

A l'autopsie on constate souvent que la teinte des téguments est moins foncée, moins bronzée que pendant la maladie. Tous les organes et le tissu cellulaire sont imbibés par les pigments biliaires. On peut enlever ces pigments en traitant les tissus par l'alcool. Dans les légers épanchements qu'on retrouve dans le péricarde et la plèvre, dans l'urine de la vessie, on peut déceler la présence de la biliverdine.

Les organes particulièrement atteints et dont l'étude est intéressante sont le foie, les reins, la rate, l'intestin et le sang.

Foie. — Les lésions constatées par les divers auteurs présentent quelquefois de légères différences, mais la plupart se retrouvent constamment à des degrés plus ou moins accentués.

Le foie est assez souvent augmenté de volume, plus ou moins coloré par le pigment biliaire : il varie du jaune clair au jaune brun foncé ; quelquefois il y a des traînées jaunes à la surface (Winckel). Les différents degrés d'intensité des lésions hépatiques se présentent le plus souvent avec les caractères suivants :

Dans quelques cas, l'organe est jaune clair, à la coupe on ne constate aucune modification macroscopique, si ce n'est de l'anémie de l'organe constatée par Lesage et Demelin. Cette anémie est caractérisée par le peu de sang qui s'écoule, microscopiquement par le peu de sang que contiennent les vaisseaux. La cellule hépatique est indemne. Il n'y a pas de foyers hémorrhagiques.

Chez certains sujets le foie est congestionné, sa consistance est dure, à la coupe on voit un piqueté rouge comme dans le foie des éclamptiques (Bar et Rénon, Lesage et Demelin). Microscopiquement on constate que les capillaires péri et intra-lobulaires sont ectasiés et gonflés de sang. Ces vaisseaux compriment les cellules hépatiques qui sont déformées, mais rarement altérées. En certains points on observe de petites hémorrhagies entre les travées hépatiques et dans les espaces périlobulaires.

Dans d'autres cas, le foie est rouge, mou, diffluent, à la surface il présente des ecchymoses, la capsule de Glisson peut être ridée, les capillaires sanguins sont très ectasiés et remplis de sang. Les hémorrhagies sont nombreuses, les travées hépatiques sont disloquées : quelques-unes s'atrophient par pression, d'autres sont rompues et réduites à des moignons (Labbé), souvent, malgré cela, la cellule n'est point ou peu altérée, le protoplasma est légèrement trouble (Labbé), chargé de pigment biliaire et de matières protéiques (Lesage et Demelin). Cependant dans quelques cas on a constaté une altération assez intense en beaucoup de points (Bar et Rénon), de la dégénérescence graisseuse (Wolczywski), de l'atrophie jaune aiguë (Bigelow).

Quelques auteurs ont relaté la coexistence de lésions

syphilitiques et de lésions d'ictère d'origine infectieuse, les premières n'ayant eu aucune influence sur les secondes et réciproquement (Hutinel et Hudelo, Bar et Rénon, Bar et Milon).

Nous pouvons voir d'après ce qui précède que les lésions hépatiques consistent le plus souvent en congestion des capillaires sanguins, et hémorragies plus ou moins abondantes.

Voies biliaires. — Elles sont absolument perméables. La bile est plus ou moins foncée, plus ou moins fluide. Pas d'angiocholite.

Reins. — Les lésions du rein sont celles qui offrent le plus de constance dans leur forme et leur aspect. Presque tous les auteurs, depuis Charrin et Parrot, les ont décrites de la même façon.

A la vue, coloration jaune plus ou moins foncé; quelques ecchymoses à la surface dans les cas graves. Pas d'augmentation de poids ni de volume; la capsule se décortique bien.

A la coupe, ce qui frappe tout d'abord c'est la différence de coloration des zones corticale et médullaire. La substance corticale est jaune et paraît intacte, la substance médullaire est d'une couleur brune plus ou moins foncée, parcourue par des stries noirâtres suivant la direction des tubes de Bellini et convergeant vers la papille. Quelquefois les calices et les bassinets contiennent une substance brunâtre, molle, friable, composée de globules sanguins et de pigments biliaires.

Histologiquement, on peut constater que cette différence de coloration des deux zones et les stries de la zone
médullaire, sont dues à la congestion intense des capillaires et aux petites hémorrhagies qui se produisent dans
les tubes. Les tubes droits contiennent en effet des globules rouges altérés ou conservés au milieu d'un exsudat
pigmenté. L'hémorrhagie est moins accusée dans les tubes
contournés et les anses de Henlé. C'est cette lésion qui
avait fait donner le nom de « tubulhématie rénale » par
Parrot. De plus cet auteur avait constaté que les globules
rouges étaient juxtaposés et pouvaient ainsi former plusieurs couches concentriques s'emboîtant les unes dans
les autres, laissant au milieu un petit canal. Cette disposition n'a pas été retrouvée depuis.

Lorsqu'on peut surprendre les lésions à leur début, par
exemple chez les enfants morts rapidement, on constate
une congestion intense de tout le réseau vasculaire du
rein, avec hyperhémie très marquée, sans hémorrhagie
du côté des glomérules. Les cellules épithéliales sont
intactes, elles sont simplement comprimées par l'exsudat, et colorées en jaune par du pigment biliaire. Cependant dans quelques cas l'épithélium peut manquer
par places.

Le rein ne présente pas de lésion à part l'hémorrhagie, et on ne sait encore comment les globules rouges
passent dans les tubes. Parrot supposait qu'ils passaient
par diapédèse.

Les bassinets, l'uretère et la vessie ne présentent aucune lésion. Dans la vessie on trouve souvent quelques centimètres cubes d'urine jaune ou brunâtre contenant des pigments biliaires et des globules rouges. Il existe des cas où la maladie évolue sans hématurie apparente, mais au microscope on constate quelquefois la présence de rares globules rouges dans les tubuli ; c'est ce qui a permis d'établir un terme de passage entre l'ictère infectieux avec hématurie et l'ictère infectieux sans hématurie.

Rate. — La rate est le plus souvent augmentée de volume et congestionnée. Sèche, grenue, friable, noire à sa surface et dans son parenchyme (Charrin), grosse et dure (Winckel), quelquefois le tissu en est régulier et compact, comparable à de la confiture de raisiné un peu dense (Bar et Milon) ; quelquefois diffluente, comme dans les maladies infectieuses (Wignal). Lesage et Demelin l'ont trouvée normale, brune et sèche.

Sang. — Le sang est plus ou moins altéré. Dans les cas graves il devient noir marron et poisseux, couleur sepia. Les globules rouges sont altérés, crènelés et diminués de nombre ; les globules blancs, au contraire, sont augmentés de volume et de nombre : il y a hyperproduction. Dans les formes légères cette altération est moins marquée. Ces altérations sanguines signalées par tous les auteurs sont en faveur de la nature infectieuse de la maladie.

Tube digestif. — Dans beaucoup de cas on ne constate que des lésions légères. Winckel rapporte avoir trouvé des lésions constantes caractéristiques : estomac toujours très dilaté, ballonné, avec ecchymoses de la muqueuse ; plaques de Peyer et ganglions mésentériques tuméfiés ; ecchymoses intestinales.

Wolczywski dit également avoir trouvé les plaques de Peyer et les ganglions mésentériques légèrement tu-méfiés.

Lesage et Demelin ont trouvé de l'entérite desquama-tive avec infiltration de la muqueuse intestinale par des cellules rondes, mais cette entérite est de peu d'impor-tance car beaucoup de nouveau-nés la présentent à l'état normal.

Le péricarde et la plèvre contiennent assez souvent quelques centimètres cubes de sérosité, dans laquelle on trouve des pigments biliaires et souvent des héma-ties.

Les autres organes peuvent quelquefois présenter des lésions, mais qui sont loin d'être constantes ; du reste, dans les formes graves, on peut retrouver des hémorrha-gies un peu dans tous les viscères.

BACTÉRIOLOGIE

Les infections ombilicales et par suite l'ictère qui en est souvent la conséquence, sont devenues beaucoup plus rares, et ont même presque disparu, depuis l'emploi des méthodes antiseptiques. Le germe le plus souvent incri-

miné dans ces infections était, comme nous le savons, et
est peut être encore le streptocoque, microbe de l'infection puerpérale.

Les recherches de plusieurs auteurs nous ont appris
depuis, que d'autres microbes pouvaient pulluler sur la
plaie ombilicale et être la source d'une infection.

Cholomogoroff a trouvé dans le sillon d'élimination
du cordon les différents staphylocoques et quelquefois le
streptocoque. Il a trouvé également des microbes saprogènes, sarcina luthea et bacillus subtilis.

Achalme, de son côté, prétend n'avoir trouvé ni pathogènes, ni saprogènes.

Cobilovici, en 1893, nous apprend au contraire qu'il a
trouvé le staphylocoque pyogène blanc et le bacterium
coli d'Escherich. Ce dernier, d'après l'auteur, serait
transporté par les mains des nourrices en contact avec
les matières des enfants. Les recherches ont été faites
sur cinq nouveau-nés pris au hasard, ne présentant aucune infection inquiétante, sans inflammation ombilicale, et dont les mères ont eu des suites de couches normales. Chez tous ces enfants, c'est la partie inférieure de
l'ombilic qui présentait un peu de suppuration et qui
était entourée d'un cercle rouge ; le cordon était momifié
et la cicatrisation commençait à se faire.

L'auteur dit également, qu'après expérience sur 20 enfants, dont les cordons ont été pansés avec tous les soins
aseptiques et antiseptiques voulus, la sérosité du cordon
est toujours restée stérile.

Les deux observations d'ictère d'origine infectieuse de Bar, prouvent la possibilité des infections par la voie ombilicale par d'autres germes que le streptocoque: la première, de Bar et Rénon, est due au proteus vulgaris de Hauser, et nous avons vu à la pathogénie comment ce microbe pouvait agir ; la seconde, est due au coli-baccille d'Escherich (Bar et Milon).

Dans les observations de Wolczywski, le coli-bacille est encore en cause, et d'après les recherches de cet auteur, c'est certainement là l'agent de l'infection qui a été apporté par l'eau. Mais la porte d'entrée n'est basée que sur des hypothèses.

La plupart de ces observations ne signalent pas l'examen du sang pendant la vie.

Dans le cas d'ictère d'origine streptococcique à point de départ ombilical rapporté par Labbé, le sang a donné des cultures pures de streptocoques dix heures avant la mort.

Dans l'ictère d'origine infectieuse à point de départ gastro-intestinal, étudié par Lesage et Demelin, et dont nous rapportons un nouvel exemple, le sang examiné pendant la vie (cultures et microscope) ne contenait aucun microbe. L'étude bactériologique des selles (examen direct et cultures) a montré la présence du bacterium coli en très grande abondance à l'état de culture pure ; à côté, quelques rares microbes colorés par la méthode de Gram (lacticus, mesentericus, microcoques).

Dans toutes les observations qui précèdent (Bar,

Wolczywski, Labbé, Lesage), les recherches faites après la mort ont décelé les différents microbes mis en cause, presque dans tous les viscères et liquides de l'organisme. L'examen histologique du foie a montré la présence de ces microbes, associés quelquefois à quelques microcoques, dans tout le tissu du foie (espace intercellulaire, vaisseaux, cellules elles-mêmes). La constatation de ce fait apporte peu de lumière à la pathogénie, car nous savons qu'aussitôt après la mort les différentes variétés de microbes diffusent rapidement dans tout l'organisme.

Les autres observations ne nous apprennent que peu de chose au point de vue bactériologique. Charrin a trouvé, dans quelques cas, des microcoques dans le sang. Bar et Grand'Homme signalent dans le rein la présence de nombreux microcoques associés deux par deux, quelquefois en grappes, jamais en chaînettes. Mais ces auteurs déclarent ignorer complètement, dans ces cas, la variété d'agent pathogène cause de la maladie.

SYMPTOMES.

L'ictère d'origine infectieuse chez le nouveau-né, s'accompagne d'une série de symptômes que l'on retrouve dans presque toutes les observations, quel que soit le point de départ de la maladie. Ces signes varient seulement dans leur intensité, ce qui tient sans doute au plus ou moins de gravité de l'infection.

Si dans certains cas une des lésions est assez faible pour que la manifestation extérieure ne soit pas appréciable (par exemple l'hématurie) nous savons que la lésion anatomique n'en existe pas moins : C'est ce que nous ont montré Lesage et Demelin pour l'hématurie.

L'examen d'un assez grand nombre d'observations anciennes et récentes et les travaux publiés sur ce sujet (Pollak, Charrin, Parrot, Wolczyswki, Lesage et Demelin) nous ont permis de nous rendre compte de la véracité de ces faits.

Le début de la maladie est variable.

La jaunisse peut apparaître la première ; d'autres fois,

tout d'un coup l'enfant devient agité, refuse le sein, il a quelques vomissements, quelques convulsions légères, puis l'ictère apparaît. Dans d'autres cas, les accès de cyanose ouvrent la scène ; sans cause appréciable l'enfant devient violet, surtout aux extrémités. Quoiqu'il en soit, la maladie débute brusquement et au bout de peu de temps on observe tous les symptômes de la période d'état :

Ictère, accès de cyanose, diarrhée, hématurie, mauvais état général.

L'*Ictère* est précoce : il apparaît le plus souvent le premier ou le deuxième jour. Il est d'origine nettement biliaire ; l'urine donne la réaction de Gmelin.

L'ictère peut se présenter sous des teintes différentes dont chaque auteur a souvent donné une description spéciale ; de plus, cette teinte peut varier avec le moment où l'on observe l'enfant, avec la partie du corps : elle est toujours plus intense aux extrémités, aux lèvres, aux oreilles. Dans des cas moins graves cependant elle reste plus franchement jaune citron et est moins variable.

En résumé, l'ensemble général de la teinte présente un aspect plus ou moins foncé, plus ou moins bronzé suivant les cas, d'où le nom de maladie bronzée du nouveau-né qui a été donné à cette affection.

Charrin, Bar et ensuite Lesage et Demelin ont fourni l'explication des curieux caractères de cet ictère. Pour ces auteurs, sa couleur spéciale est due à la coexistence de deux symptômes importants : l'ictère et les accès de cyanose. On se rend très bien compte alors de la variabilité de la teinte des téguments, cette teinte étant en rapport avec le plus ou moins d'intensité ou le plus ou moins de persistance de chacun de ces éléments.

Quelques faits viennent à l'appui de cette hypothèse : Plusieurs auteurs ont constaté qu'à la mort, la teinte bronzée diminuait, devenait moins intense, pour laisser la place à l'ictère jaune citron (Charrin, Parrot etc.). De plus, dans les cas où les accès de cyanose ne sont pas persistants, on voit la teinte bronzée venir avec l'accès et disparaître avec lui. Aux extrémités la couleur est plus foncée, parce qu'elles sont toujours cyanosées. Lesage et Demelin pensent en outre que l'ictère-sanguin, coexistant dans certains cas avec l'ictère biliaire, n'est pas étranger à la formation de cette teinte bronzée.

Les accès de cyanose constituent un des symptômes importants. Ils peuvent apparaître avant l'ictère, mais souvent ils ne viennent qu'après ou en même temps.

On les a observés dans tous les cas, ils font rarement défaut. Ils peuvent varier dans leur fréquence, leur intensité, leur persistance, suivant la gravité de l'infection. Nous venons de voir comment par tous ces caractères ils faisaient varier l'aspect de l'ictère. La cyanose est toujours plus marquée aux extrémités, aux lèvres, au nez, aux oreilles, à la muqueuse buccale.

Plusieurs auteurs ont cherché à en déterminer la cause et la pathogénie, mais sans résultat. Pendant ces accès l'enfant respire un peu plus difficilement, il y a une légère dyspnée, mais à l'auscultation on n'entend rien d'anormal ni au cœur, ni aux poumons. C'est sans doute là une manifestation de l'infection, qui pourrait s'expliquer par un défaut d'hématose provenant de l'altération du sang, ou bien, comme dans le choléra, une cyanose toxique.

La diarrhée est un des symptômes fréquents qui accompagnent l'ictère d'origine infectieuse; que la porte d'entrée de l'agent pathogène soit ombilicale ou autre, la diarrhée existe ; on sait très bien, en effet, que les états infectieux s'accompagnent généralement de troubles intestinaux.

Quand le point de départ est autre que la voie gastro-intestinale, la diarrhée est un phénomène secondaire, mais elle n'en a pas moins son importance car elle fait rarement défaut. Quand l'affection a pour point de départ l'intestin, la diarrhée est pour ainsi dire toute la maladie : elle est la source de l'infection.

Comme nous l'avons déjà vu en faisant l'historique, Pollak en 1871 est le premier auteur qui ait écrit que les symptômes d'ictère d'origine infectieuse pouvaient avoir pour cause la diarrhée. Depuis, Lesage et Demelin en 1893 sont venus démontrer et confirmer cette opinion.

Suivant les auteurs qui l'ont décrite cette diarrhée présente quelques différences, lesquelles peuvent tenir, il est vrai, au plus ou moins d'intensité de la maladie et peut-être aussi au rôle secondaire ou principal de cette diarrhée.

En voici les caractères, tels que les ont donnés les auteurs :

Selles fortement colorées par la bile, analogues quelquefois au méconium, le plus souvent entièrement liquides, peu fréquentes et peu abondantes (Charrin). — Fréquents efforts pour aller à la selle et pour uriner; les selles deviennent brunâtres, noirâtres, muqueuses et semblables au méconium (Wolczywski). — Gardes-robes verdâtres peu fréquentes et peu abondantes. — (Bar et Rénon) Déjections intestinales noirâtres au début, devenues verdâtres ensuite (I. observation de Parrot). — Selles, vert-sombre, fétides (Bigelow).

Lesage et Demelin en 1893 ont fait une étude très complète des selles de leurs petits malades, tant au point de vue physique qu'au point de vue chimique et bactériologique : Diarrhée peu intense, trois ou quatre selles peu abondantes par 24 heures. Couleur verdâtre pâle, dûe au pigment-biliaire. Réaction alcaline ou neutre, alors que les selles normales sont acides. Parrot avait déjà trouvé cette réaction. Tels sont les trois grands caractères que ces auteurs ont observés.

De plus, ils ont remarqué qu'il se faisait au moment de la guérison une poussée biliaire d'élimination qu'ils ont considérée comme un signe de très bon augure. Les selles deviennent alors abondantes très vertes et acides. Dans les cas mortels la teinte pâle des selles se maintenait jusqu'à la mort. Aucune modification de l'abdomen, ventre souple normal, non tympanisé, non douloureux à la pression en tous ses points. Il est vrai qu'il faut tenir compte de l'état de torpeur sans réaction où se trouve l'enfant.

Ainsi, malgré les différences que présentent les observations, on retrouve quelques caractères constants : le peu de fréquence des selles, leur couleur plus ou moins verdâtre.

L'*hématurie* est un symptôme qui accompagne très souvent l'ictère d'origine infectieuse, mais il faut que les cas présentent un certain degré de gravité ; sans cela l'hémorrhagie rénale n'a pas lieu et le sang n'apparaît pas dans l'urine. Ce symptôme peut donc manquer.

Comme tous les autres signes, il peut varier d'intensité avec la gravité de l'affection ; l'aspect de l'urine est donc variable selon l'abondance de l'hémorrhagie. Elle peut varier du rose au noir brunâtre ou rougeâtre ; sa couleur change encore avec le plus ou moins d'altération des globules rouges ; ces derniers peuvent en effet s'altérer dans le sang avant l'hémorrhagie ou pendant leur séjour dans la vessie.

L'urine tache les langes en jaune brunâtre ou noirâtre, La tache, jaune au centre, se borde d'un liseré pouvant varier du rose (Bar et Rénon) au noir. Elle contient nettement des pigments biliaires. Dans les cas de Wolczywski l'urine tachait les langes en bleu foncé. Ceci semblerait indiquer qu'elles contenaient probablement de l'indican, substance qu'on retrouve dans l'urine dans les infections

sanguines d'origine instestinale (fièvre typhoïde, obstruction intestinale, etc.)

Winckel rapporte que dans les cas qu'il a observés, il
a constaté de l'hémoglobinurie. Mais, comme le fait jus-
tement remarquer Bar, l'auteur dit lui-même que l'urine
contenait des globules rouges ; il y a donc eu hématurie.

L'examen microscopique de l'urine montre, quand il y
a hématurie, la présence des globules rouges.

Dans les cas d'une extrème gravité, on peut observer
des hémorrhagies dans d'autres organes, des ecchymoses

Etat général. — L'enfant est somnolent, abattu, sans
réaction. Lorsqu'il est agité au début, cette agitation dis-
paraît bientôt pour faire place à la somnolence.

L'amaigrissement se produit toujours, mais plus ou
moins rapidement. Wolczywski a signalé une baisse de
poids très rapide.

La fièvre est légère, d'après la plupart des auteurs ;
elle ne dépasse guère 38°. Charrin, Parrot et d'autres ont
signalé un abaissement final de la température qui peut
tomber à 35°. Winckel a obervé une apyrexie complète.
Dans quelques cas cependant la température peut attein-
dre et même dépasser 40° (observation de Bar et Rénon
au proteus.)

Durée. — La durée de la maladie est courte, l'évolution se fait le plus souvent dans l'espace de quatre ou cinq
jours. Dans certains cas cependant le petit malade peut
être emporté dès le premier ou le second jour, ou résister
pendant une ou deux semaines.

Le pronostic est grave ; Bigelow signale huit décès sur dix malades ; **Winckel, dix-neuf sur vingt**-trois ; Charrin, douze sur quatorze.

Dans la plupart des cas sporadiques observés la maladie s'est terminée par la mort.

Dans les cas observés par Lesage et Demelin, qui sont moins graves, le chiffre des décès est beaucoup moins élevé. Ces auteurs signalent trois décès sur dix enfants atteints, et parmi lesquels trois dont l'infection gastro-intestinale se bornait à la diarrhée.

Formes. — D'après ce que nous savons maintenant on pourrait décrire deux formes cliniques d'ictère d'origine infectieuse :

Une forme grave dans laquelle tous les symptômes sont très accentués, l'ictère intense, les accès de cyanose persistants : d'où teinte bronzée ; de plus, s'accompagnant d'hématurie et même d'autres hémorrhagies dans les formes très graves.

Une forme plus légère s'arrêtant à l'hématurie, mais pouvant avoir cependant un pronostic sérieux. Dans cette forme, la teinte des téguments est moins bronzée, plus franchement jaune citron, parce que les accès de cyanose sont moins intenses, moins fréquents, moins persistants.

DIAGNOSTIC

On est en présence d'un ictère du nouveau-né ; il faut d'abord se demander et rechercher si cet ictère est d'origine infectieuse ou non.

Connaissant les caractères de l'ictère d'origine infectieuse que nous venons d'étudier, c'est-à-dire : ictère, accès de cyanose, teinte bronzée, diarrhée, symptômes généraux et parfois hématurie ou hémorrhagies plus graves, il faudra le distinguer de :

L'ictère simple ou ictère sanguin qui est si fréquent, non épidémique. Il ne s'accompagne jamais d'accès de cyanose, de diarrhée, de symptômes généraux, et encore moins d'hématurie. De plus sa teinte n'est pas franchement jaune citron où verdâtre comme dans les ictères biliaires, elle est légère, bistrée ou orangée, souvent masquée par la rougeur de la peau. Pour la voir, il faut alors appuyer avec le doigt sur un endroit quelconque des téguments pour chasser le sang des capillaires (Porak). Les sclérotiques ne deviennent jaunes que dans les formes intenses et encore tardivement.

Les urines ne donnent pas la réaction de Gmelin, avec l'acide azotique, ce qui prouve qu'elles ne contiennent pas de pigments biliaires.

L'ictère par oblitération des voies biliaires. — Le diagnostic sera généralement facile. L'obstruction par des calculs étant une exception, on se trouvera le plus souvent en présence d'une oblitération congénitale des voies biliaires. Dans ce cas, l'ictère précoce est intense, la décoloration des matières fécales, l'absence de fièvre, le ballonnement du ventre, et la fétidité des fèces, mettront sur la voie du diagnostic. L'enfant meurt au bout de quelques jours et peut présenter des hémorrhagies ombilicales et intestinales.

L'ictère dû à la syphilis hépatique. — On retrouve les antécédents syphilitiques chez les parents. L'enfant lorsqu'il vient vivant, est chétif, malingre, d'aspect vieillot ; la peau est ridée, parcheminée, paraît trop large. La terminaison est fatale; la mort arrive au bout de quelques jours à la suite de vomissements et d'hémorrhagies multiples.

La cyanose. — Lorsqu'elle existe seule, elle est due soit à des troubles respiratoires, soit à des troubles circulatoires. La maladie ressemble peu, dans ce cas, aux accès de cyanose accompagnant l'ictère d'origine infectieuse et par suite le diagnostic est le plus souvent facile.

L'hémoglobinurie essentielle est très rare chez le nouveau-né. Si elle se présente on pourra la reconnaître aux accès hémoglobinuriques, les urines redevenant claires du jour au lendemain.

L'examen (spectroscopique et microscopique) de l'urine permettra de reconnaître la présence de l'hémoglobine et l'absence de globules rouges.

Il n'y a ni ictère, ni accès de cyanose, ni diarrhée.

Les examens bactériologique et histologique viendront confirmer ou dans quelques cas même décider le diagnostic clinique.

DIAGNOSTIC DE LA PORTE D'ENTRÉE

Lorsqu'on est arrivé au diagnostic d'ictère d'origine infectieuse, il faut rechercher la porte d'entrée de l'agent pathogène. Est-ce l'ombilic ? Est-ce l'intestin ? Est-ce un autre organe ?

Quand l'infection est d'origine ombilicale, le diagnostic est le plus souvent facile, car le germe se révèle à l'ombilic par une lésion locale plus ou moins étendue, cliniquement appréciable. (Erysipèle, lymphangite, suppuration etc..). Dans ce cas le doute n'est pas possible. Quelquefois cependant, il n'en est pas ainsi ; le germe peut pénétrer sans laisser trace de son passage et ce sont ces cas qui apportent la confusion au diagnostic du point de départ de l'infection. Les symptômes sont, en effet, les mêmes dans ce cas, que lorsque l'infection a pour origine l'intestin ou un autre organe. Les cas de Bar et Rénon, Bar et Milon en sont des exemples.

Lorsque l'infection a pour origine la voie intestinale, la question est peut-être encore plus difficile à trancher cliniquement. Il faudra alors s'assurer que l'ombilic est absolument indemne et que l'infection n'a pu se faire que par la voie gastro-intestinale.

Quant aux autres points de départ de l'ictère d'origine infectieuse, ils sont beaucoup plus rares et souvent réduits à de simples hypothèses : dans les cas observés par Wolczywski, par exemple, et que nous rapportons, l'auteur suppose l'infection sanguine directe par le colibacille virulent apporté par l'eau. Ce n'est là, en effet, qu'une supposition difficile à vérifier et on pourrait tout aussi bien admettre dans ces cas, l'introduction dans les voies digestives de l'agent infectieux par déglutition de quelques gouttes de cette eau.

Le diagnostic se posera donc le plus souvent entre l'origine ombilicale et l'origine intestinale dont l'existence a été soutenue par Pollak et ensuite par Lesage et Demelin.

Les examens bactériologiques pourront souvent dans ces cas aider à la lumière. Les cultures de prises faites à l'ombilic, les examens des selles, du sang pendant la vie, pourront souvent donner de sérieux renseignements.

Ainsi, nous avons remarqué que dans certains cas

évidents d'infection par l'ombilic, on a retrouvé l'agent pathogène dans le sang pendant la vie. Au contraire dans les infections par voie intestinale le sang ne contenait aucun germe : tels les cas rapportés par Lesage et Demelin.

Les examens bactériologiques et histologiques faits post mortem pourront quelquefois arriver à faire connaître la porte d'entrée, comme nous l'avons vu au chapitre : Anatomie pathologique et bactériologie.

PROPHYLAXIE — TRAITEMENT

Le traitement de l'ictère reconnaissant pour origine l'infection ombilicale doit être avant tout prophylactique. Cette prophylaxie consistera dans l'observation rigoureuse des règles de l'asepsie ou de l'antisepsie dans le pansement du cordon. Nous avons vu en effet que, d'après les expériences de Cobilovici (1893), la plaie ombilicale devait rester absolument stérile jusqu'à sa complète cicatrisation, lorsque des précautions suffisantes avaient été prises.

Les pansements humides ou gras ne doivent plus être employés, car ils retardent la chute et la cicatrisation du cordon et favorisent le développement des germes infectieux.

Les pansements secs sont de beaucoup préférables, et, parmi ceux-ci, l'ouate simplement stérilisée ou contenant une substance antiseptique : acide borique, sublimé ou biiodure de mercure. D'après le professeur Pinard ces deux dernières seraient préférables.

Voici comment on fait généralement, ce pansement : Après avoir baigné, nettoyé et séché le nouveau-né, on prend un morceau d'ouate de la largeur et de l'épaisseur de la paume de la main, on le perfore en son centre avec le doigt, le cordon est introduit par cet orifice et l'ouate est ensuite repliée sur lui. On peut mettre une bande pour maintenir le pansement qui du reste tient sans cela, on le changera chaque fois qu'il sera souillé.

On peut se dispenser de donner des bains au nouveau né jusqu'à la cicatrisation complète de la plaie ombilicale, on évite ainsi les inoculations septiques.

Dans les Maternités, il sera nécessaire de faire stériliser à l'étuve tous les objets qui servent à l'habillement des enfants : on prévient ainsi la contamination par les linges qui ont été souillés.

Lorsque le cordon est tombé, on doit observer soigneusement pendant quelques jours la région ombilicale, et ne cesser tout pansement qu'après s'être assuré qu'il n'y a pas au fond de l'ombilic une petite plaie qui pourrait devenir le point de départ de graves complications,

Quant aux autres sources d'infection on pourra y veiller également.

L'eau que l'on emploiera pour l'intérieur devra être de source pure ou mieux filtrée. Pour les lavages extérieurs il sera également utile de la stériliser ou de l'additionner d'une substance antiseptique (acide borique).

: Pendant l'accouchement, on veillera à toutes les règles aseptiques ou antiseptiques pour éviter d'infecter le liquide amniotique ou les organes génitaux, surtout dans les cas où l'accouchement est long et difficile.

Lorsqu'un cas quelconque d'infection se sera produit, l'isolement du malade sera indiqué.

Pour prévenir les cas d'ictère d'origine intestinale, on devra observer toutes les règles de l'alimentation hygiénique : tétées régulières et mesurées, lavages des seins avec l'eau boriquée avant chaque tétée.....

Quand l'enfant est allaité artificiellement, il faut stériliser les liquides qui servent à son alimentation (lait, eau), aseptiser par l'ébullition tous les ustensiles qu'on utilise pour l'allaitement (biberons, cuillers, gobelets).

Dès que le nouveau-né a de l'entérite il faut le traiter par tous les moyens connus ; alcalins (eau de chaux, eau de Vichy) par cuillerées à café dans du lait; eau albumineuse, eau de riz mélangée au lait; calomel (10 à 15 centigrammes en 3 ou 4 prises) ; acide lactique (2 g. dans une potion sucrée de 60 gr., une cuillerée à café après chaque tétée).

Lorsque l'infection s'est propagée et que l'ictère et les autres symptômes sont apparus, le traitement se borne malheureusement à peu de chose.

Tout ce qui a été essayé dans les cas observés (bains sinapisés, légères infusions de café) n'a pas donné de grands résultats.

On pourrait peut-être tenter les injections de sérum

artificiel dans le tissu cellulaire sous-cutané ou dans les veines,

Si l'origine de l'ictère est intestinale on continuera le traitement de l'entérite.

OBSERVATIONS

I. — Observations d'Ictère d'origine infectieuse a porte d'entrée ombilicale

Nous ne rapportons que des cas dans lesquels les examens bactériologique et histologique ont été faits d'une façon minutieuse.

Observation communiquée à la Société de Biologie, mai 1895 (Bar et Rénon)

Fille H..., 24 ans, boutonnière. Secondipare.

Le premier accouchement a été normal, l'enfant est vivant, et se porte bien.

Entrée à l'hôpital Saint Louis, pour une éruption généralisée qui a commencé par des vésicules siégeant à la cuisse gauche.

M. le professeur Fournier consulté un mois plus tard affirme la syphilis. Elle accouche le 4 décembre d'une fille vivante pesant 3050 grammes. Placenta 800 grammes.

Enfant. — Crie bien, mais présente cependant une teinte bleuâtre. Bain sinapisé.

Le 5. — Cyanose intense, respire mal. Température 38° 5. Bain sinapisé. Après ce bain la température tombe à 36°.

La teinte cyanotique persiste encore mais la respiration est meilleure-

Le 6. — 8 heures du matin. L'enfant crie bien, ne tète pas, on lui donne 30 grammes de lait d'ânesse toutes les deux heures.

Ne vomit pas. Température rectale 38°5.

Urines teintées de méconium.

6 heures du soir. — Température 39° 3. Respiration haletante, rien à l'auscutation. Bain sinapisé.

8 heures du soir. — Température 38° 5. Bain sinapisé.

Minuit. — Température 36° 9. Cyanose intense. Boit difficilement. Bain sinapisé.

Le 7 matin. — Température 38°. L'enfant rend son méconium et présente une teinte ictérique très foncée.

Elle se plaint, pas de convulsions, pas d'hématurie, pas de vomissements.

Midi. — Température 38°, même état.

4 heures. — Température 39° 5. Ictère de plus en plus prononcé.

Urine de couleur foncée, formant sur le linge des taches à bords rosés. Nystagmus.

8 heures soir. — Température 40° 9. Plus de nystagmus, abaissement rapide de la paupière gauche.

Une garde robe verdâtre peu abondante.

Minuit. — Température 40. Bain sinapisé.

4 heures matin. — Température 40° 1. Bain sinapisé. Urines rosées.

L'Ictère s'accentue toujours. L'enfant se plaint continuellement.

Le 8. — matin. Température 38° 3. Mort.

Autopsie. — Foie très volumineux, pèse 177 grammes. Il présente une coloration jaune et les gros vaisseaux sont remplis de caillots, tandis que les petits sont fortement ectasiés. Le parenchyme hépatique, surtout dans le lobe gauche, montre un piqueté rappelant le foie des éclamptiques.

Veine ombilicale. — Remplie par un caillot et atteinte de phlébite.

Vésicule biliaire. — Renferme une faible quantité de bile.

Péritoine. — Rien à signaler.

Reins. — Les reins sont volumineux, de couleur foncée. La couche corticale est peu épaisse tandis que la zone médullaire présente des stries violacées dans la direction des canaux droits.

Les deux reins réunis pèsent 45 grammes.

Rate. — Volumineuse, poids 22 grammes.

Capsules surrénales. — La droite présente un kyste sanguin.

Cœur. — Cavité droite remplie d'un caillot.

Poumons. — Rien à signaler.

Examen bactériologique. — Après cautérisation préalable de la surface avec une baguette de verre rougie à la flamme, un fil de platine fut enfoncé dans le côté gauche du foie, dans la veine ombilicale (portion sous hépatique) dans la rate et le cœur droit et leur sérosité ensemencée sur gélose.

Les tubes mis à l'étuve à 37°, examinés au bout de vingt-quatre heures, présentaient à leur surface un mince voile pelliculaire transparent, on n'y trouvait pas d'autres colonies microbiennes. Une préparation faite avec le liquide de Ziehl, étendu d'eau décela la présence de petits bacilles très courts à extrémités arrondies, l'aspect fut exactement le même dans tous les tubes.

Un examen approfondi sur les différents milieux de culture fit voir qu'il s'agissait du Proteus vulgaris de Hauser, sur bouillon, sur gélose, sur pomme de terre, l'identification était complète. Sur gélatine dans les boîtes de Pétri, on avait les formes séparées en boudins caractéristiques. Un fragment de viande stérilisé, ensemencé avec le microbe, développait une forte odeur de putréfaction. Enfin le microbe lui même présentait toutes les réactions connues du microbe d'Hauser : extrême mobilité, décoloration par la méthode de Gram.

Le pouvoir pathogène ne put être examiné qu'au seizième passage sur gélose, et il était nul comme c'est la règle en pareil cas : le lapin (injections-veineuses) et le cobaye (injections-péritonéales) n'ayant présenté aucune des réactions des cultures récentes et virulentes.

Examen histologique du foie. — 1º Les vaisseaux périlobulaires ectasiés et gorgés de sang sont entourés d'une gangue fibreuse intense ; les capillaires intra-lobulaires, également très ectasiés, compriment les cellules hépatiques qui ont pris nettement une disposition trabéculaire.

2º Par places on trouve des amas de cellules, rondes, véritables gommes à l'état embryonnaire.

3º Les cellules fort altérées sur beaucoup de points sont infiltrées de gouttelettes graisseuses.

4º Enfin toutes ces parties, mais surtout les espaces intercellulaires sont envahis par un nombre très considérable de microbes colorés en rouge violet par la thionine et se présentant sous forme de bacilles très courts à extrémités arrondies, de cocci isolés ou réunis deux par deux.

MM. Bar et Renon ajoutent que si les lésions du foie dues à la syphilis ont pu constituer une cause prédisposante à la production de l'Ictère, celui-ci reconnaît comme cause vraiment efficiente une infection. Le moment d'apparition des accidents, l'évolution clinique le faisaient présumer. Les cultures pures de Proteus vulgaris obtenues avec le contenu de la veine ombilicale, du foie, de la rate et du cœur, la constatation de ce même microbe dans les espaces intertrabéculaires hépatiques semblent le prouver.

Il ne s'agit certainement pas ici d'un envahissement de l'organisme qui se serait produit pendant l'agonie : la phlébite ombilicale montre que l'agent infectieux a pénétré par la plaie ombilicale.

Ce fait peut être placé à côté des cas d'Ictère grave observés chez l'adulte et dans lesquels on a fait jouer un rôle important au proteus vulgaris.

OBSERVATION recueillie dans le service de M. Bar à la Maternité
de l'hôpital Saint-Louis. Rapportée par Milon.

Le 5 février 1897, entre dans le service la nommée C...,
Virginie, âgée de 19 ans, accouchée la veille chez une sage
femme, d'un enfant prématuré pesant 2270 grammes. (probablement 8 mois).

Au moment de la naissance l'enfant n'a pas crié sans cependant présenter d'asphyxie ; mis au sein il n'a pas tété.

La mère ne peut préciser le moment exact où est apparue la
teinte ictérique, mais elle déclare que dans la soirée du 4 février
(jour de la naissance) cette teinte avait envahi tout le corps.

5 février. L'enfant apporté dans le service à 9 heures du
matin présente une teinte *jaune brun,* répandue sur tout le
corps, mais cependant plus marquée sur l'abdomen et la partie
inférieure et gauche de la face.

Il reste ordinairement *assoupi, inerte* et ne s'agite qu'à de
rares intervalles. Les paupières sont fermées et cependant les
globes oculaires sont animés de mouvements incessants de laté-
ralité. Les paupières supérieures présentent, symétriquement
et transversalement dirigées, de petites écorchures recouvertes
de sang coagulé. La lèvre supérieure est aussi secouée de trem-
blements fibrillaires.

Après chaque tentative d'alimentation au sein (lait de nour-
rice) l'enfant a des vomissements de teinte bleuâtre, sans odeur
particulière.

S'il fait un mouvement, une sorte de jetage ou mieux de
régurgitation se fait par le nez. La respiration est fréquente
(72 R), irrégulière et présente de légères intermittences rappelant le type de Cheynes-Stokes,

Le pouls est incomptable.

Le cœur ausculté à l'aide du phonendoscope, ne présente
aucun souffle.

Toùt le corps est le siège d'une desquamation, plus accen-
tuée sur les membres où elle se fait par plaques irrégulières.
Elle est surtout marquée au niveau des plis de flexion.

Les mains ont un aspect ridé, vernissé, les ongles et la paume
sont bleuâtres. Cette teinte violacée qu'on remarque encore aux
paupières, atteint son maximum aux extrémités. Les gen-
cives ont une teinte jaunâtre. Le palais est de couleur brunâtre.

Les conjonctives sont jaunes. L'œil terne est à peu près
insensible à la lumière ; l'enfant ne pousse que quelques cris
plaintifs.

La voix est grêle et cassée.

L'ombilic est saignant. L'orifice vaginal est le siège d'un
écoulement jaune verdâtre.

L'urine répandue sur les langes les souille de taches jaune
clair avec un petit liseré noirâtre.

6 février. A la phase agonique, l'enfant à des régurgitations
incessantes de matières noir verdâtre, bordées d'une zône san-
glante. Le sang est noir poisseux.

La température est de 35°2.

L'enfant meurt dans le collapsus 48 heures après sa naissance.

Mère. -- Ne présente pas de signes, ni de traces de syphilis.
Primipare. Le travail a duré 5 heures 30, l'enfant s'est présenté
par le sommet. Aucune tentative d'extraction n'a été faite.

Autopsie (1). — Les téguments ont une coloration jaune
d'or, aux extrémités, une teinte ecchymotique bien marquée.
Sur la paroi abdominale, se dessinent sous la forme de traînées
violacées, les vaisseaux tégumentaires.

Un liquide sanguinolent s'écoule du nez et de la bouche. Du
mucus teinté légèrement en jaune verdâtre s'écoule de la vulve
Un peu de méconium est à l'anus.

(1) Tout ce qui suit est dû, tant pour les examens histologiques
que pour les études bactériologiques, aux recherches personnelles de
M. Bar.

Les tissus sous-cutanés apparaissent colorés en jaune à la section.

A l'ouverture de la cavité thoracique, on constate que la plèvre du côté gauche contient du liquide sanguin dont on évalue la quantité à deux cuillerées à café. Il y a également du sang dans la plèvre droite.

Dans le péricarde on constate de la sérosité colorée en jaune citron foncé.

La veine ombilicale n'a pas de dimensions énormes, elle contient dans sa partie proche de l'ombilic un caillot sanguin.

Les parois sont épaissies et indurées.

Le sang caillebotté est examiné.

A l'ouverture de la paroi abdominale, les anses intestinales apparaissent distendues par des gaz. Elles sont parsemées d'ecchymoses rouges, punctiformes, épaisses, sur tout l'intestin grêle.

Au niveau de l'estomac, les ecchymoses sous-péritonéales sont plus larges.

Foie. — Aspect et volume normaux : poids 135 grammes, pas d'ecchymoses sous la capsule de Glisson. La teinte du foie est généralement jaunâtre.

Vésicule biliaire distendue, parois minces.

A la coupe du foie, le tissu à une teinte uniforme, jaune verdâtre qu'on ne saurait mieux comparer qu'à la couleur du méconium un peu clair.

Tout le lobe droit a une teinte jaune verdâtre foncée, uniforme. On ne peut reconnaître dans le foie ni vaisseaux ni aucune partie spéciale.

La lobulisation du foie ne se signale que par un état granuleux, tant la teinte du tissu est uniforme.

Dans le lobe gauche, la coloration des tissus est plus dorée. Au milieu du tissu, on reconnaît par place des grains de semoule de couleur grisâtre qui rappellent tout à fait l'aspect du foie syphilitique. La bile est de couleur jaune clair et transparente.

Rate. — Colossale, poids 35 grammes. Son tissu irrégulier et compact est absolument comparable à de la confiture de raisiné un peu dense.

Pas de péritonite péri-splénique.

Poumons. — Gorgés d'air, un peu congestionnés, sans pneumonie syphilitique. On note de l'emphysème sous-pleural.

Reins. — Aspect particulier qui rappelle celui des reins atteints de mal de Bright.

La surface corticale est d'apparence granuleuse et graisseuse. La substance médullaire est pâle.

Du dôme vasculaire fortement congestionné, partent, se dirigeant vers la périphérie, une série de stries rouges, qui tranchent d'une façon remarquable sur la teinte jaune généralisée du rein.

Le poids total des deux reins est de 26 grammes.

Capsules surrénales. — Peu volumineuses, aucune hémorrhagie, remplies d'une bouillie rougeâtre.

Vessie. — Vide de sang ; contient une urine jaune de couleur ictérique.

Cœur. — Peu volumineux. A la surface extérieure aucune ecchymose, tandis que, à l'ouverture du sillon auriculo-ventriculaire surtout à droite ecchymose très nette.

On est frappé de l'aspect des vaisseaux coronaires : les veines sont remplies, sans excès, de sang ; les artères, au contraire, sont brillantes et comme nacrées.

Les cavités ventriculaires sont vides de sang, mais à la coupe on est frappé de l'épaisseur considérable du ventricule droit.

Cœur pèse 23 grammes.

Le trou de Botal a des dimensions colossales et pourrait admettre l'extrémité de l'index.

Thymus. — Rien de particulier.

Pancréas. — Volumineux et coloré par la bile.

Estomac. — Pas d'ulcérations.

Encéphale. — Pas d'hémorrhagie, mais une vive congestion des méninges et beaucoup de liquide céphalo-rachidien.

Examen microscopique. — Foie. — Les lésions histologiques sont représentées par des amas nucléaires disposés autour des vaisseaux sanguins et dans les espaces intercellulaires. Ces amas nucléaires sont en somme la manifestation spécifique de l'altération du foie. On constate en outre deux variétés de micro-organismes : les uns sont colorés par le Gram et le bleu: ils affectent la forme de gros bâtonnets.

Les autres sont allongés tantôt en chapelets, tantôt en amas et se colorent seulement par le Gram.

Ces derniers se trouvent dans les vaisseaux sanguins, on n'en voit pas dans les cellules hépatiques, mais dans les amas nucléaires qui entourent les vaisseaux.

En résumé, il existe deux sortes de lésions, les unes anciennes syphilitiques ; d'autres nouvelles microbiennes.

Examen bactériologique. — Dans toutes les parties de l'organisme (liquide vaginal, sérosité pleurale, bile, sérosité péricardique, veine ombilicale.) On a trouvé le Coli-bacille.

L'observation ne relate pas l'examen du sang pendant la vie.

Observation. — *Infection ombilicale. — Ictère.*

(Société anatomique, mars 1897. (M. Labbé.)

Enfant nouveau-né amené aux Enfants assistés pour un érysipèle de la région ombilicale, avec fièvre et teinte subictérique.

Les jours suivants l'Ictère s'accentue.

L'enfant meurt après cinq jours de maladie d'infection généralisée.

Examen bactériologique. — Des prises de sang faites dix heures avant la mort ont donné des cultures pures de streptocoques.

14 heures après la mort cultures pures de streptocoques avec des prises faites dans les différents organes et liquides de l'organisme.

Autopsie. — Paroi abdominale infiltrée de sérosité.

Foie. — Enorme 220 grammes très foncé, brun jaunâtre, parsemé de taches violacées hémorrhagiques.

Rate. — Grosse. — Ganglions lymphatiques inguinaux et axillaires très volumineux.

Bases des poumons très congestionnées.

Examen histologique. — Hile du foie. — Tissu conjonctif enflammé rempli de globules de pus, de noyaux déformés, de fibrine, de globules sanguins libres et de capillaires congestionnés. Veine porte obstruée par un caillot fibrineux, elle ne présente pas de lésions d'endo ni de périphlébite. Ses principales branches sont également remplies de caillots, leurs tuniques présentent des capillaires sanguins très congestionnés et des capillaires lymphatiques bordés de cellules.

Les gros vaisseaux lymphatiques sont remplis de cellules lymphatiques.

Sur les coupes colorées on voit des streptocoques très abondants surtout à l'intérieur des vaisseaux lymphatiques. Quelques-uns dans le sang de la veine porte et de l'artère hépatique.

Les capillaires sanguins sont très dilatés et les travées hépatiques s'atrophient par pression, quelques-unes même sont rompues et réduites à des moignons ; en certains points il existe de véritables hémorrhagies intra-parenchymateuses.

Ces travées sont formées de cellules nécrosées : le protoplasma est trouble et ne se colore plus par la thionine, le noyau ne se colore par aucun réactif.

Dans le reste du foie au niveau des espaces portes, l'artère hépatique est atteinte d'endartérite ; la prolifération de la paroi interne va même parfois jusqu'à l'oblitération complète. Les branches de la veine porte sont atteintes de lésions variables :

les unes présentent de l'endophlébite ; la plupart sont simplement oblitérées par les caillots fibrineux.

Les vaisseaux lymphatiques sont très dilatés et remplis de cellules lymphatiques.

Les canaux biliaires sont normaux. Dans un espace porte se voit une hémorrhagie qui a écarté les faisceaux conjonctifs et rompu le canal biliaire.

Le parenchyme hépatique présente des capillaires sanguins très dilatés, le maximum de la congestion se trouve autour des veines sus-hépatiques. En quelques points on retrouve des hémorrhagies.

Les travées hépatiques sont atrophiées par pression, mais les cellules ne sont pas dégénérées.

Reins. — Congestionnés, ils ne présentent pas d'altérations épithéliales.

Rate. — Congestionnée, les corpuscules de Malpighi sont sains. On retrouve des streptocoques dans les capillaires et les mailles de la pulpe.

Les ganglions de l'aine sont extrêmement congestionnés. Les follicules et les sinus sont en général peu altérés. Quelques follicules sont envahis par des streptocoques et présentent une nécrose des cellules lymphatiques. L'auteur conclut à la propagation de l'infection par la voie lymphatique et à la formation secondaire seulement de la phlébite et de l'artérite des vaisseaux ombilicaux.

II. — Observation d'ictère d'origine infectieuse a porte d'entrée non-ombilicale.

Observation (personnelle) recueillie à l'hôpital Trousseau.
Service de M. Lesage.

La femme A.. est acouchée chez elle le 24 juillet 1898 d'un enfant normal et bien portant. L'accouchement a été normal.

L'enfant n'a pas été pesé à sa naissance. Il a été nourri jusqu'à ce jour au lait bouilli.

La mère l'amène à l'hôpital, parceque, dit-elle, il est jaune depuis quatre jours.

La maladie a débuté par des cris, de l'insomnie, de l'agitation, quelques vomissements.

L'ictère est apparu le 6 août. La mère a remarqué la diarrhée depuis deux jours.

A son entrée dans le service (Salle Barrier n° 27) le 10 août, l'enfant pèse 3200 grammes. Température du soir 38° 4.

Le 11. — Température : matin 37° 3, soir 37° 6.

Poids 3125 grammes.

Vomissement jaune.

Sept selles biliaires, vertes, acides.

Les urines ont été recueillies dans une baudruche et examinées. Elles sont acides, vertes, contiennent nettement de la biliverdine, des urates cristallisés colorés en vert par cette dernière. Elles ne contiennent pas d'albumine. Il n'y a eu ni hématurie, ni hémoglobinurie. L'examen microscope permet de se rendre compte de l'absence complète de globules rouges :

Le 12. — Température matin 37° 2 soir 38° 1.

Poids 3000 grammes.

Cinq selles vertes et acides.

L'enfant est sommolent, il a du myosis.

Teinte des téguments vert-jaune citron, conjonctives jaunes. Coloration plus marquée aux membres.

Les extrémités sont froides et cyanosées.

La veille de la mort, accès de cyanose.

Les téguments ont alors pris une coloration bronzée qui à persisté pendant trois heures, puis la teinte jaune est réapparue peu à peu.

Le 13. — Température matin 38° 6.

Poids 3000 grammes.

Cinq selles biliaires, vertes, acides.

Mort.

La plaie ombilicale est parfaitement cicatrisée et indemne dé toute infection.

Autopsie — 24 heures après la mort. Pas de lésions apparentes sauf la coloration jaune de tous les téguments et organes.

Le Péricarde contient de la sérosité colorée en vert par la biliverdine.

Le Foie pèse 85 grammes, pâle, décoloré, un peu jaune. Pas d'obstruction des voies biliaires. La vésicule contient une bile verte, acide.

L'Intestin est coloré en jaune, il contient une bile acide, verdâtre.

Les Reins sont pâles, verts. A la coupe ni infarctus uratiques ni thrombus.

La Rate pèse 15 grammes, molle, grosse, diffluente.

La vessie contient quelques centimètres cubes d'urine jaune verdâtre, dans laquelle on décèle nettement de la biliverdine. Pas d'albumine ni de globules rouges.

Les vaisseaux ombilicaux sont indemnes de toute lésion.

Un fragment de tissu coloré en jaune plongé dans l'alcool perd sa coloration. L'alcool se colore en jaune.

Examen bactériologique. — L'examen du sang fait pendant la vie, n'a rien donné ni au microscope, ni en cultures.

L'examen des selles (microscope et cultures) a montré la présence du coli bacille en abondance et presque pur.

Sur les langes on a trouvé le coli-bacille et quelques diplocoques colorés par la méthode de Gram.

Après la mort des prises faites dans différents organes (sang, rate, foie, ombilic) ont montré la présence du coli-bacille.

Examen histologique. — Le rein ne présente rien d'anormal, pas de foyers hémorrhagiques, pas de néphrite. Peut-être un peu de réplétion des capillaires sanguins.

Le foie est également normal, pas de foyers hémorrhagiques, pas trace de dégénérescence graisseuse. Les cellules sont seulement colorées par la biliverdine.

Absence de microbes sur les coupes (méthodes de Gram-Weigert, Kühne-Nicolle).

Dans ce cas il nous a été impossible après les plus minutieuses recherches de conclure à une autre origine que l'infection gastro-intestinale.

L'observation suivante, nous montre un cas intermédiaire entre l'ictère sans hématurie et l'ictère avec hématurie.

OBSERVATION. — *Ictère du nouveau-né*

(Lesage et Demelin, 1893.)

La nommée D... est accouchée le 19 août 1889, d'une fille bien portante pesant 3160 grammes (lit n° 25).

Le 25 août, — dans le cours de la nuit, l'enfant est agitée, refuse le sein, crie. — Au matin, on remarque qu'elle a un peu de diarrhée et de la jaunisse. — Ictère biliaire. — Vers deux heures du matin l'enfant a un accès de cyanose et devient presque noir. — Quelques vomissements. — Il présente un peu de diarrhée verdâtre, alcaline. — L'enfant ne tète pas. — Les urines sont brunes, ictériques, ne contiennent pas de sang. Température rectale 38°,5.

Le poids est de 2870.

26 août. — Persistance des troubles digestifs — augmentation de l'ictère, qui devient jaune citron. — On ne constate pas d'œdème. — Température rectale 38°,2, matin — 38°,2 le soir. — Poids 2720. L'enfant n'a tété qu'une fois et présente de la somnolence.

27 août. — Etat stationnaire, la somnolence augmente, coma après midi, mort à cinq heures du matin.

L'autopsie a été pratiquée le 28 août,

La teinte ictérique de la peau a beaucoup diminué. — Elle existe encore sur les conjonctives. — A l'ouverture de la cavité thoracique, on ne remarque rien d'anormal. Le péricarde contient deux cuillerées à café de liquide franchement ictérique, présentant toutes les réactions des pigments biliaires. Il n'existe ni globules sanguins, à l'examen microscopique, ni traces d'hémoglobine ou de dérivés d'hémoglobine. Le myocarde de 22 grammes, présente une teinte jaunâtre, qui semble relever de l'imprégnation biliaire ; sa consistance est normale. — Nous n'avons trouvé aucune trace d'endocardite infectieuse.

L'aorte et les troncs vasculaires sont normaux : leur tunique interne présente une teinte jaunâtre d'imbibition ictérique. Dans les cavités du cœur qui sont petites, rétractées, vu la systole dernière, on note la présence de petits caillots noirs, cruoriques. Ce sang, de teinte noire, ne contient pas de méthémoglobine. L'hémoglobine est normale (examen pratiqué par Winter). — D'autre part, ce sang, situé dans les cavités cardiaques, contient nettement des pigments biliaires. Nous sommes en présence d'un sang normal, chimiquement parlant, contenant seulement des pigments biliaires, qui imbibent d'ailleurs tout l'organisme.

Les poumons présentent une teinte rosée normale, sauf aux bases en arrière et aux languettes où il existe une teinte violacée veineuse — le poumon est normal, ainsi que les plèvres.

Rien d'autre à signaler dans la cavité thoracique. Absence d'adénopathie intra-thoracique.

Le cerveau est normal, sauf la coloration jaune du liquide céphalo-rachidien. On note seulement de la stase veineuse terminale.

La langue est normale, ainsi que l'estomac, qui ne présente aucune altération appréciable. Sa réaction est légèrement acide.

L'intestin grêle vu du dehors est normal, et ne présente pas les arborisations vasculaires, si fréquemment observées dans le choléra infantile. — Il n'est pas tympanisé. — Le gros intestin est normal, petit, lobulé. — Absence de péritonite. — A l'ouverture de la cavité intestinale, on note la réaction neutre du contenu, qui, de teinte légèrement verdâtre, contient toutes les réactions des pigments biliaires. — On note de plus une légère desquamation épithéliale, qui est fréquente à cet âge. — On ne trouve aucune saillie des follicules lymphatiques, qui sont normaux. — L'intestin présente les caractères d'une entérite légère.

La rate de 22 grammes est normale. — Absence d'infection. Le foie de 142 grammes présente sa consistance normale. — — Absence de périhépatite. — La surface et la coupe présentent une teinte jaunâtre pâle. — Il s'écoule peu de sang à la coupe, beaucoup moins que dans la section d'un foie normal. — Il n'y a pas de sclérose. — Nous sommes donc en présence d'un foie anémique et ictérique. — Aucune trace de dégénérescence graisseuse ou amyloïde. La vésicule biliaire est normale, non distendue, contient un peu de bile verdâtre, pâle, légèrement alcaline. — Il n'existe ni suppurations biliaires, ni oblitération du canal cholédoque ou hépatique. Il ne s'agit pas d'un ictère par obstruction des gros canaux biliaires. — La rétention biliaire n'existe pas ou semble légère, et existe dans l'intérieur de la glande hépatique.

Nous insistons sur la teinte jaune ictérique du foie. Les deux reins (16 et 18 gr.) sont normaux, fermes, résistants, lobulés, surmontés de capsules surrénales normales, ne contenant pas de foyer hémorrhagique. La teinte du rein à la coupe et du tissu périrénal est ictérique, jaunâtre. Rien de spécial à signaler, sauf la présence de quelques stries brunâtres, convergentes vers le bassinet, et existant dans les pyramides. Ces quelques stries brunes sont séparées par des stries dorées d'infarctus uratiques. La couche corticale est normale. La capsule n'est pas adhérente. Il n'y a pas de stase rénale, ni de thrombose rénale. Il n'existe ni infarctus, ni foyer hémorrhagique apparent.

L'urine, qui est foncée, ictérique, ne contient que des pigments biliaires. Il n'existe ni hémoglobine ou dérivés, ni globules rouges. Il n'y a pas d'albumine. La faible quantité d'urine ne nous a pas permis de voir s'il existe du sucre.

Examen microscopique du rein. — Le rein est normal, mais, en une partie de l'organe, au niveau des stries brunes des pyra-

mides, et même dans la couche corticale, on observe la présence
de globules rouges dans les tubuli ; au niveau de ces cylindres
sanguins, les cellules épithéliales sont irrégulières, aplaties,
quelques-unes sont granuleuses. Nous sommes donc en présence
d'une hémorrhagie microscopique dans les tubuli, hémorrhagie
qui n'est pas apparue à l'extérieur. Ce fait est important, car il
est un terme de passage entre l'ictère épidémique et la maladie
bronzée hématurique.

Les auteurs ont conclu à l'origine gastro-intestinale
de l'infection.

Résumé de la communication publiée par Wolczywski
dans *Intern. Klin. Rundsh,* n° 26, 28, 1893.

L'auteur rapporte deux endémies d'ictère apyrétique
des nouveau-nés survenues pendant deux années consécutives dans le même établissement.

De deux à quatre jours (un jour et douze jours cas extrê-
mes) après l'accouchement, les enfants commencent à être
agités, ils refusent le sein et la peau prend une teinte légèrement ictérique.

Peu à peu la coloration de la peau devient sombre et cyanotique, surtout autour de la bouche et du nez, des parties géni-
tales et des extrémités. Les enfants semblent être dans la stu-
peur. Il se produit souvent de légers vomissements ; souvent il
apparaît des mucosités jaunâtres entre les lèvres ; et les enfants
font de fréquents efforts pour aller à la selle et pour uriner ; les
selles, dans le cas où elles étaient jaunes auparavant, deviennent brunâtres, noirâtres, muqueuses et semblables au méconium.

La couleur de l'urine varie du violet foncé au noir foncé, la
quantité en est souvent faible ; elle teint les langes en bleu
foncé.

Les enfants maigrissent rapidement, même en peu d'heures ; ils prennent un aspect vieillot ; ils s'agitent au moindre contact, roulent les yeux et présentent de légères attaques convulsives.

La température n'est pas élévée, dans aucun cas elle n'a dépassé 38°.

Quant l'enfant guérit, il reprend peu à peu du lait, ses urines deviennent plus claires tout en conservant un certain temps leur coloration caractéristique, il en est de même des selles.

A l'autopsie d'un de ces malades, l'auteur a trouvé les altérations suivantes : toute l'enveloppe cutanée est nettement ictérique. En quelques points du tronc et des extrémités, il existe une coloration livide prononcée, tantôt diffuse, tantôt en taches. Ce qui reste du cordon est tantôt parcheminé, tantôt mou et modérément imbibé de liquide ; à la coupe il ne sort aucun liquide pathologique et il ne se dégage aucune odeur.

Rien dans la bouche. Sur la surface des poumons on voit de nombreuses petites suffusions sous-pleurales ; à la coupe, les parties supérieures des poumons laissent écouler un liquide spumeux, les parties inférieures semblent moins aérées.

Le cœur est en systole avec quelques ecchymoses ponctiformes à la base, sa coloration est pâle. Pas de liquide dans le péritoine. L'épiploon est injecté ; *rien d'anormal dans la veine et l'artère ombilicales.* La rate dure est triplée de volume ; son parenchyme violet foncé se laisse facilement déchirer.

Reins. — Petites ecchymoses à la surface. Se décortiquent bien. Substance corticale un peu congestionnée. Substance médullaire brune, on y voit des stries plus foncées se dirigeant vers les papilles.

Le foie dont la surface est marbrée est augmenté de volume ; sa coupe est jaune claire, sa consistance friable ; la vésicule est remplie d'une bile épaisse, filante et brun foncé. La muqueuse stomacale est modérément injectée ; le contenu gastrique noirâtre est semblable à du goudron. Le contenu intestinal est le même jusqu'à la terminaison du duodénum ; il devient ensuite jaunâtre ou verdâtre et pulpeux. Les plaques de Peyer ne sont pas sensiblement tuméfiées, les ganglions mésentériques sont légèrement augmentés de volume. Les reins sont un peu hypertrophiés ; la capsule est parsemée de nombreuses ecchymoses. La vessie contient une petite quantité d'urine brun foncé, la muqueuse est nettement ictérique.

Examen histologique. — Les ramifications terminales des bronches et les alvéoles sont remplis de sang et dilatés ; le sang extravasé est plus ou moins altéré.

Les coupes colorées à la fuchsine phéniquée, montrent de nombreux amas de bâtonnets courts, qui se rencontrent exclusivement dans le sang encore renfermé dans les vaisseaux ou extravasé.

Les capillaires hépatiques, énormément dilatés sont remplis de sang. Nombreuses exsudations sanguines sous la capsule de Glisson, pénétrant plus ou moins profondément dans le tissu hépatique. Les cellules du foie sont en dégénérescence graisseuse ; et dans les vaisseaux de cet organe, comme dans les vaisseaux thrombosés de la veine porte, on rencontre d'abondants amas de bacilles courts, identiques à ceux des poumons.

Les cultures donnent le coli-bacille pur. Sept souris sur huit nourries avec une culture abondante sur pomme de terre, moururent avec les symptômes d'une infection grave.

Il s'agit donc d'une maladie infectieuse due à la pénétration du coli-bacille.

Wolczywski voulut savoir par quelle voie l'infection s'était produite. L'établissement très bien tenu au point de vue de l'hygiène, ne présentait qu'un défaut : l'eau dont on y faisait usage provenait de puits alimentés par filtration ; chargée de matières organiques elle donnait lieu dans la ville voisine à de fréquentes endémies.

Cette eau examinée pendant les endémies d'ictère hémoglobinurique des enfants décela la présence du coli-bacille. C'était donc par elle que ce bacille avait envahi le corps des enfants, soit par les bains, soit par le lavage de la bouche. Le premier procédé d'infection paraissant improbable, l'auteur a fait cesser tout lavage de la bouche avec cette eau impure. Les lavages n'ont plus été faits dès lors qu'avec de l'eau de source pure stérilisée additionnée d'acide borique. Un enfant né au moment de ces modifications devint légèrement malade. mais il guérit les lavages ayant été faits à l'eau boriquée. Dès ce moment l'épidémie cessa complètement. Wolczywski pense que l'infection s'est produite par culture du bacille dans l'épithélium buccal, culture facilitée par les frictions, défendues cependant, faites avec un linge mouillé et non par déglution d'une certaine quantité d'eau du linge insuffisamment exprimé.

L'auteur ne rapporte pas l'examen du sang pendant la vie.

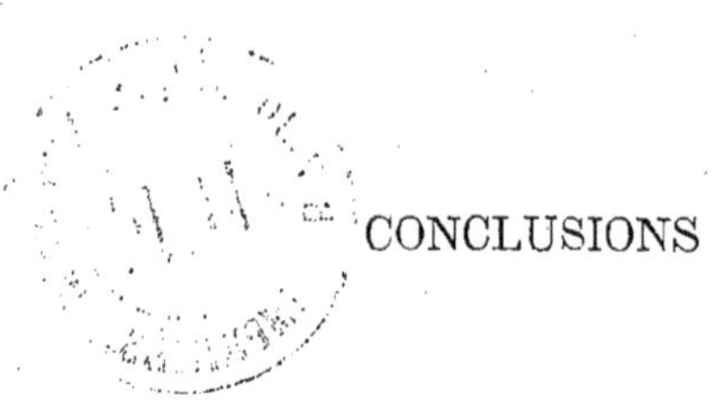

CONCLUSIONS

Il existe chez le nouveau-né des ictères d'origine infectieuse pouvant avoir des points de départ différents.

Les deux portes d'entrée principales des agents pathogènes sont : la plaie ombilicale et les voies digestives. L'infection peut encore se faire, mais beaucoup plus rarement, par les voies respiratoires et l'inoculation sanguine directe.

Les germes infectieux mis en cause jusqu'à présent sont : le streptocoque, le coli-bacille d'Escherich, le proteus vulgaris de Hauser.

On peut distinguer deux formes cliniques d'ictère d'origine infectieuse : Une forme grave avec hématurie. Une forme plus légère sans hématurie, mais les limites n'en sont pas bien tranchées et il est possible de rencontrer des formes intermédiaires.

Les symptômes qui caractérisent cette affection sont : l'ictère, les accès de cyanose, la diarrhée, l'hématurie et des symptômes généraux : agitation puis somnolence, fièvre le plus souvent légère, amaigrissement.

Tous ces signes peuvent exister à des degrés variables, l'un d'eux peut manquer et faire varier ainsi l'aspect de la maladie. C'est ce qui explique les différents noms sous lesquels elle a été désignée par les auteurs qui l'ont observée (Pollak, Charrin, Parrot, etc.)

BIBLIOGRAPHIE

ACHALME. — Considérations pathog. et anat·path. sur l'érysipèle. *Thèse, Paris*, 1892.

BAGINSKY. — Krankheiten der Keider, 1892.

BAR et GRAND'HOMME. — Société de médecine pratique, 31 janvier 1889. Bar notes d'obstétriques, 1889.

BANTI. — *Deutsche médicinische Wochenschrift*, n° 31, 1er août 1895.

BARON. — Infections gastro-intestinales chez le fœtus. *Th. Paris*. 1899.

BAUMES. — Ictère des nouveau-nés. Mémoire présenté à la Faculté de médecine, 1785.

BIGELOW. — *Boston Médical Journal*, n° 10, 1875.

BAUZON.. — L'ictère des nouveau-nés. Congrès de Rome 1894 et la *Médecine Infantile*, 15 juin 1894, p. 307.

BUHL et HECKER. — *Klinik. der Geburtskunde*, t. I, 1861. p. 299.

S. CHARRIN. — Maladie bronzée hématique des enfants nou·veaux-nés. *Thèse de Paris*, 1873.

CHOLMOGOROFF. — Des micro-organismes du bout fœtal du cordon ombilical. In zeitsch. f. giburt und Bd XVI. Heft I. *Revue des sciences médicales de Hayem,* juillet 1889.

COBILOVICI. — Infections ombilicales chez le nouveau-né *Thèse, Paris*, 1893.

DOLÉRIS. — Fièvre puerpérale 1888. *Thèse, Paris.*

HANOT. — Considérations générales sur l'ictère grave, *Sem. Méd.*, 5 août 1893.

HECKER. — *Monatsch. f. Geburtskunde*, XXIX, p. 325.

JÆGER.— Ein Beitrag zur Kenntniss septischer Erkrankgungen und der Pathogenitat der Protensarten. Zeirschrift fur Hygiène. Bd. xii, 1892, P. 525.

JÆGER. — *Deutshe méd. Wochen.*, n° 40, octobre 1895.

KOLLI. — Contribution à l'anat. path. et à la bactériologie de l'Ictère infectieux. *Wratchebina. Kapuki*, 1896.

LANNELONGUE et ACHARD. — Académie des sciences, 5 octobre 1896.

LAROYENNE. — Congrès pour l'avancement des sciences (2ᵉ session). Lyon, 1873, p. 877.

LESAGE et DEMELIN. — L'Ictère du nouveau-né et principalement de l'ictère infectieux 1893. Mémoire. — *Revue de Médecine*, janvier 1898.

LORRAIN. — La fièvre puerpérale chez la femme, le fœtus et le nouveau-né. *Thèse, Paris*, 1855.

MAURICEAU. — Traité des maladies des femmes grosses et accouchées. Ed. 1712.

MAX RUNGE. — Die Krankheiten der ersten Lebenstage. Stuttgart, 1893, p. 216.

MAYGRIER. — Des différentes épidémies puerpérales. *Thèse d'agrégat*, 1883.

MEYNET. — Épidémie d'érysipèle et d'ulcération de l'ombilic, *Thèse, Paris,* 1857.

MILON. — Ictère chez les nouveau-nés syphilitiques, *Th. Paris* 1897.

PARROT. — *Archives de Physiologie norm. et path.*, 1873, p. 512.

POLLAK. — Sur l'hémorrhagie rénale des nourrissons consécutive au catarrhe intestinal (*Wiener med. Presse,* 1871. n° 18).

PORAK. — Considérations sur l'Ictère des nouveau-nés. *Thèse, Paris*, 1878.

QUISLING. — Etudes cliniques sur l'Ictère des nouveau-nés

QUINCKE. — *Arch. für exp. Path. n. Pharmakol.*, Bd. XIX, 1885, p. 34.

QUINQUAUD. — Essai sur le puerpérisme infectieux chez la femme et chez le nouveau-né. *Thèse Paris*, 1872.

SCHREIBER. — *Berlin, Klin, Wochensch.*, n° 25, 24 juin 1895, p. 543.

TARNIER. — Recherches sur l'état puerpéral et sur les maladies des femmes en couches. *Thèse* de Paris, 1857.

WINCKEL. — *Deutsche Méd. Wochensch*, 1879. p. 24 et 25 et p. 33 à 35.

WOLCZYWSKI. — *Intern, klin Rundsch*, n°s 25, 28, 1893. *Deutsche Med. Zeit.*, n° 23, 1894.

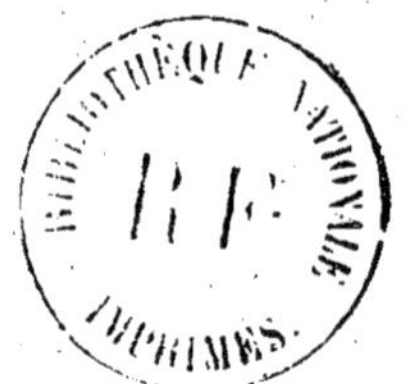

BUZANÇAIS (INDRE), IMPRIMERIE DEVERDUN ET JAGUIN.

www.ingramcontent.com/pod-product-compliance
Ingram Content Group UK Ltd.
Pitfield, Milton Keynes, MK11 3LW, UK
UKHW021433090726
13657UKWH00003B/1057